AF504475

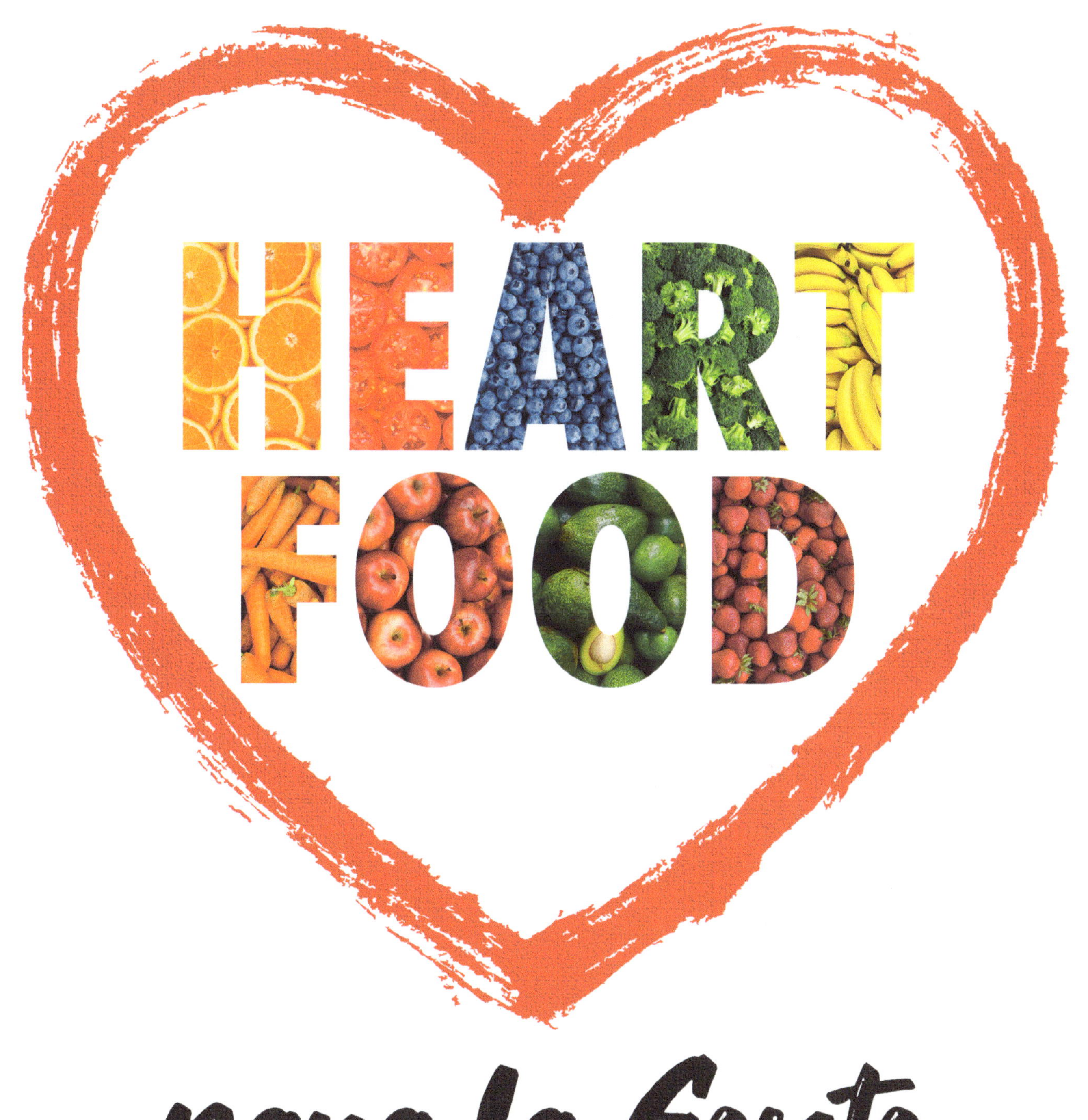

para la Gente

GUÍA DE UN CARDIÓLOGO PARA EMPODERAMIENTO DE LA SALUD

BREDY PIERRE-LOUIS, MD, FACC

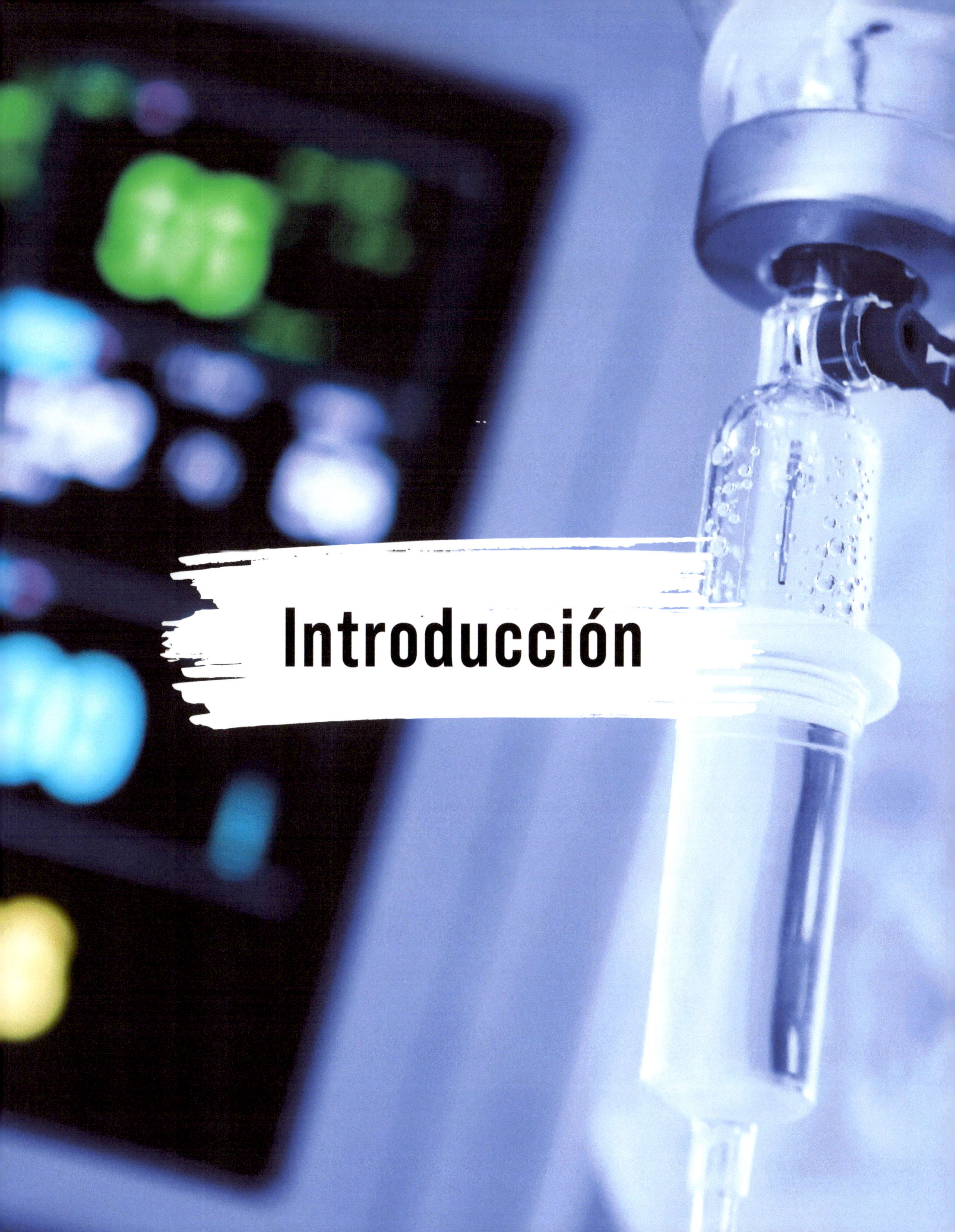

Introducción

INTRODUCCIÓN

"De todas las formas de desigualdad, la injusticia en la salud es la más impactante y la más inhumana".

– MARTIN LUTHER KING JR.

Cada 40 segundos una persona en los Estados Unidos sufrirá un infarto de miocardio (ataque de corazón), aproximadamente 805.000 al año. Y cada 40 segundos una persona en los Estados Unidos sufrirá un infarto cerebral (derrame cerebral), aproximadamente 795.000 al año. Más de 900.000 personas mueren anualmente en los Estados Unidos a causa de enfermedades cardiovasculares, lo que las convierte en las principales causas de muerte, siendo responsables de 1 de cada 3 fallecimientos.

Sin embargo, las enfermedades cardiovasculares no tienen por qué ser un diagnóstico fatal. Los estudios de investigación clínica estiman que más del 90% de las enfermedades cardiovasculares pueden prevenirse cuando los pacientes tienen acceso a recursos esenciales de salud y bienestar.

Trágicamente, nuestro sistema asistencial de salud se encuentra en un estado de crisis creciente, incapaz de atender a todos los pacientes en sus procesos hacia una salud óptima. A pesar de la innovación de nuevos protocolos de prevención, terapias médicas, modalidades de diagnóstico e intervenciones mínimamente invasivas, más de la mitad de la población de los Estados Unidos está afectada por las epidemias crecientes de hipertensión, diabetes, dislipidemia (colesterol anormal), obesidad y dependencia de la nicotina, enfermedades crónicas y factores de riesgo que conducen a enfermedades cardiovasculares si no se controlan.

El principal motivo de preocupación es la salud cardiovascular de los pacientes de comunidades desatendidas (underserved communities en inglés), donde el acceso a una alimentación nutritiva, espacios abiertos para realizar ejercicio, y servicios de salud preventivos se encuentra gravemente limitado. Los residentes de estas comunidades sufren inseguridad alimentaria, carencias de alimentos, promoción excesiva de alimentos ultra procesados poco saludables (comida chatarra, rápida) y productos con nicotina, y acceso reducido a una atención médica de calidad, todo lo cual conduce a una incidencia y una prevalencia desigual de las enfermedades cardiovasculares. Según datos nacionales recientes, los pacientes de comunidades desatendidas experimentan un 30% más de riesgo de mortalidad por enfermedades cardiovasculares que los pacientes de comunidades con más recursos. Esto representa una disparidad de morbilidad extremadamente significativa y se traduce en una reducción drástica de la esperanza de vida, incluida la muerte 15 años prematura para las comunidades desatendidas más vulnerables. Como resultado de estas disparidades e inequidades letales en la atención médica en los Estados Unidos, las comunidades desatendidas sufren millones de años de vida perdidos cada década.

Las disparidades e inequidades en salud son las consecuencias devastadoras de injusticias económicas, políticas, sociales y medioambientales históricas y actuales arraigadas en nuestro sistema asistencial de salud y nuestra sociedad, incluyendo el racismo estructural, la pobreza generacional, y la segregación residencial. Estas determinantes sociales de la salud repercuten gravemente en la vida de las comunidades desatendidas, impidiéndonos desarrollar todo nuestro potencial físico y mental y limitando considerablemente nuestra longevidad. La inequidad en salud sólo puede superarse a través de cambios radicales y revolucionarios en nuestro sistema médico, incluyendo la asistencia médica universal de un solo pago, la expansión de los centros de salud comunitarios en todas las poblaciones, y un enfoque de salud preventiva subsidiado públicamente para todas las comunidades. Los activistas de la salud, los proveedores de salud progresistas y las organizaciones de base están ferozmente comprometidos en esta importante lucha, y todos debemos contribuir a este movimiento vital para garantizar que sus esfuerzos y sacrificios logren la equidad para todos.

COMUNIDADES DESATENDIDAS

Las comunidades desatendidas son la Gente que está experimentando importantes disparidades e inequidades en salud debido a injusticias económicas, políticas, sociales y medioambientales históricas y actuales.

1. Las comunidades y los hogares con escasos recursos y económicamente desfavorecidos, incluidas las clases trabajadoras y las personas que luchan contra la pobreza, experimentan un acceso limitado a una atención médica oportuna y de calidad, y padecen importantes disparidades en la atención de salud

2. Las comunidades Negra, Indígena, Latina, y Asiática y de las islas del Pacífico están desatendidas y sufren disparidades en la atención de salud independientemente de sus ingresos

3. En conjunto, las comunidades desatendidas representan más del 75% de la población de los Estados Unidos

UNA ESTRATEGIA PARA LOS DESATENDIDOS

Hasta que implementemos cambios fundamentales y transformemos el sistema asistencial de salud en un derecho humano básico verdaderamente garantizado, las comunidades desatendidas necesitan nuestra propia estrategia basada en la evidencia para preservar nuestra salud y proteger nuestras vidas.

Este libro inspirado en los pacientes, HEART FOOD *para la Gente*, presenta esta estrategia – **Empoderamiento de la Salud** – y ofrece orientación para los millones de personas que carecen del apoyo directo que necesitan para llevar una vida lo más sana posible.

EMPODERAMIENTO DE LA SALUD

El Empoderamiento de la Salud es el proceso permanente de maximizar su potencial para el bienestar, independientemente del sistema asistencial de salud.

Implica conductas auto dirigidas que promueven la salud y se centran en una alimentación nutritiva, ejercicio regular y estrategias de prevención de enfermedades.

La estrategia Empoderamiento de la Salud se basa en una amplia investigación clínica que demuestra que se puede reducir el riesgo de padecer enfermedades cardiovasculares y las afecciones crónicas que las causan mediante la adopción de hábitos de vida saludables. Cuando cambia a una alimentación cardiosaludable, practica ejercicio con regularidad y da prioridad a la prevención y el bienestar, se empodera para vivir una vida más larga con buena salud.

Comience su estrategia de Empoderamiento de la Salud leyendo Heart Food *para la Gente* en su totalidad varias veces, y luego, empezando con los aspectos que más resuenan con usted, implementar progresivamente todas las recomendaciones en cada sección. Durante su viaje personal hacia una salud óptima, utilice siempre esta guía como un recurso esencial.

Le animamos a hacer los cambios en su propio horario. Para ayudarle a conseguirlo, le ofrecemos recomendaciones para introducir una nueva forma de comer y comportamientos más saludables a distintos ritmos: gradual, lento, moderado o inmediato.

Su camino hacia una mejor salud empieza ahora. Implemente la estrategia de Empoderamiento de la Salud a partir de hoy, y vivirá más y mejor.

¡HEART FOOD *para la Gente!*

Bredy Pierre-Louis, MD, FACC es un cardiólogo colegiado que ejerce actualmente en Nueva York y que lleva más de 25 años trabajando para empoderar a las comunidades desatendidas.

CÓMO UTILIZAR ESTE RECURSO

Cambiar los comportamientos en materia de salud supone un gran reto, sobre todo teniendo en cuenta los arraigados obstáculos que imponen las injusticias sociales. Pero el Empoderamiento de la Salud es una realidad necesaria para garantizar el bienestar de todos en nuestras comunidades.

Debemos hacer un cambio ahora, y este libro aborda los retos a los que se enfrentan las comunidades desatendidas para incorporar el Empoderamiento de la Salud. Ofrece estrategias basadas en la evidencia, recomendaciones básicas y recursos de empoderamiento que le ayudarán a usted y a su familia a alcanzar el bienestar, prevenir enfermedades cardiovasculares y superar las disparidades de nuestro sistema de salud que afectan a su derecho a una larga vida libre de enfermedades prevenibles.

La estrategia de Empoderamiento de la Salud se estructura en siete secciones:

1. **UN MINUCIOSO GLOSARIO DE NUTRIENTES** y una descripción centrada en los mecanismos de las enfermedades cardiovasculares para que comprenda los elementos básicos y esenciales de una dieta cardiosaludable y cómo cada alimento y nutriente que consume favorece el bienestar y previene las enfermedades cardiovasculares.

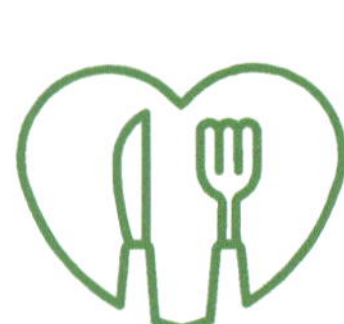

2. **APERITIVOS (SNACKS EN INGLÉS) CARDIOSALUDABLES Y OPCIONES DE ALIMENTOS MÁS SANOS** para eliminar los alimentos poco saludables y asegurarse de que todo lo que come y bebe le hará vivir más y mejor.

3. **UNA LISTA DE LA COMPRA DETALLADA** de alimentos y bebidas cardiosaludables que toda persona debería incluir en su dieta. Comprendemos las limitaciones que imponen los entornos carentes de alimentos, donde es difícil encontrar alimentos nutritivos y saludables. Por lo tanto, hemos incluido opciones de alimentos que están disponibles en comunidades tradicionalmente desatendidas.

4. **UN PLAN ALIMENTARIO DETALLADO DE 3 COMIDAS AL DÍA DURANTE 7 DÍAS,** presentado en un formato fácil de seguir que le ofrece **21 comidas saludables separadas más aperitivos saludables** que puede implementar de inmediato, con explicaciones de por qué cada alimento es cardiosaludable.

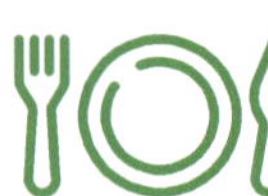

5. **UN PLAN PARA INTEGRAR EL EJERCICIO EN SUS COMPORTAMIENTOS SALUDABLES** y recursos para implementar alteraciones cardiosaludables adicionales en su estilo de vida.

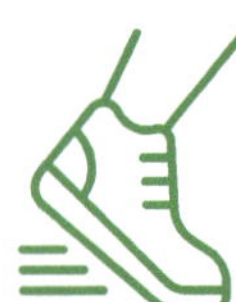

6. **UN PLAN ESTRUCTURADO PARA CONTROLAR SUS FACTORES DE RIESGO** con el fin de optimizar su estrategia de Empoderamiento de la Salud, promover el bienestar y prevenir las enfermedades cardiovasculares.

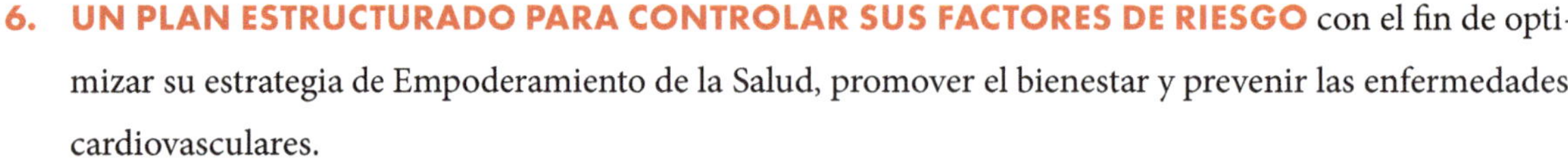

7. **UNA ESTRATEGIA PARA TRANSFORMAR SU VIAJE PERSONAL HACIA UNA SALUD ÓPTIMA** en un movimiento que defienda la equidad, logre cambios significativos y cree una realidad en la que la asistencia médica sea un derecho humano básico realmente garantizado para todos.

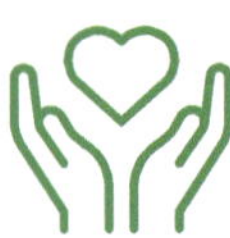

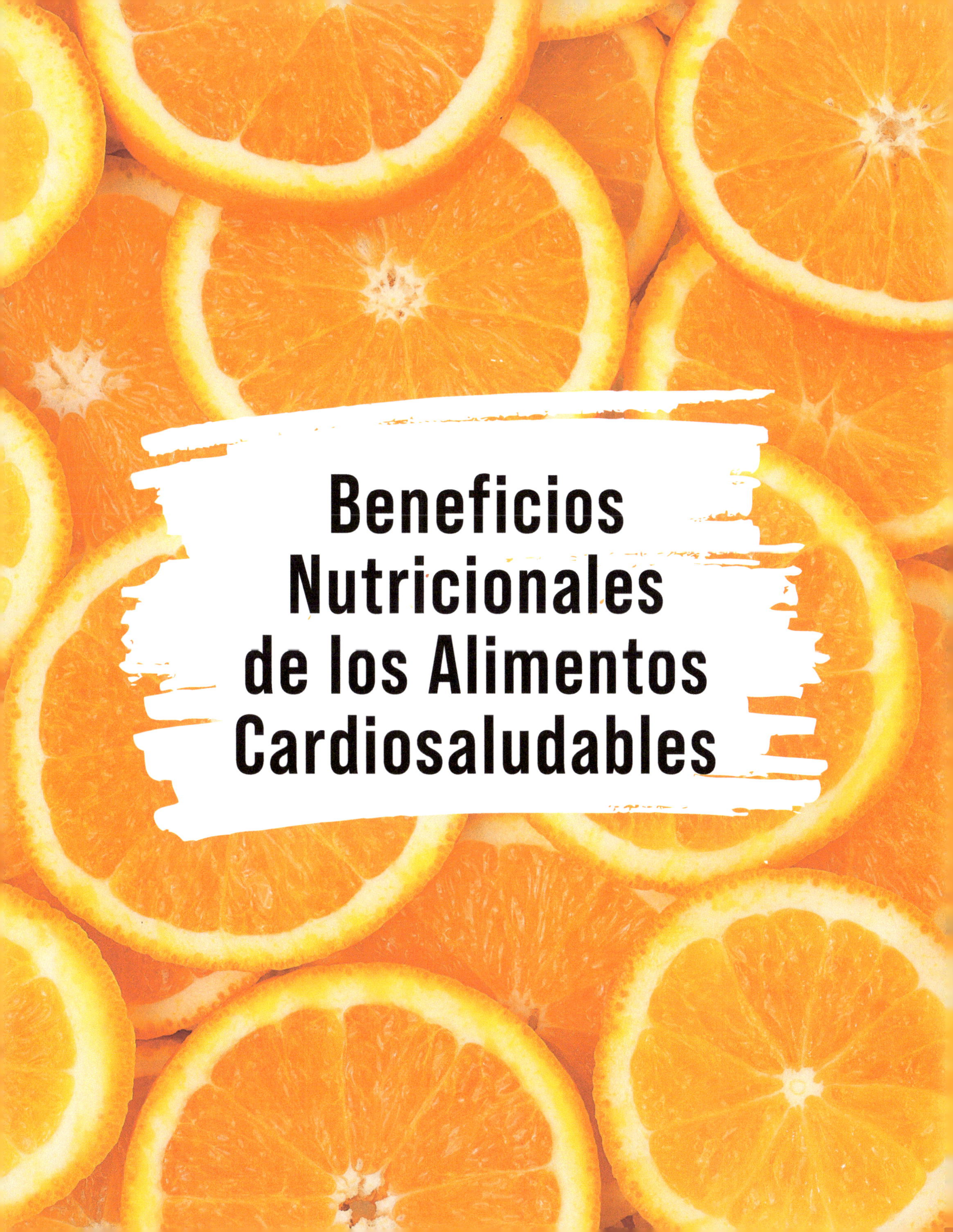

Beneficios Nutricionales de los Alimentos Cardiosaludables

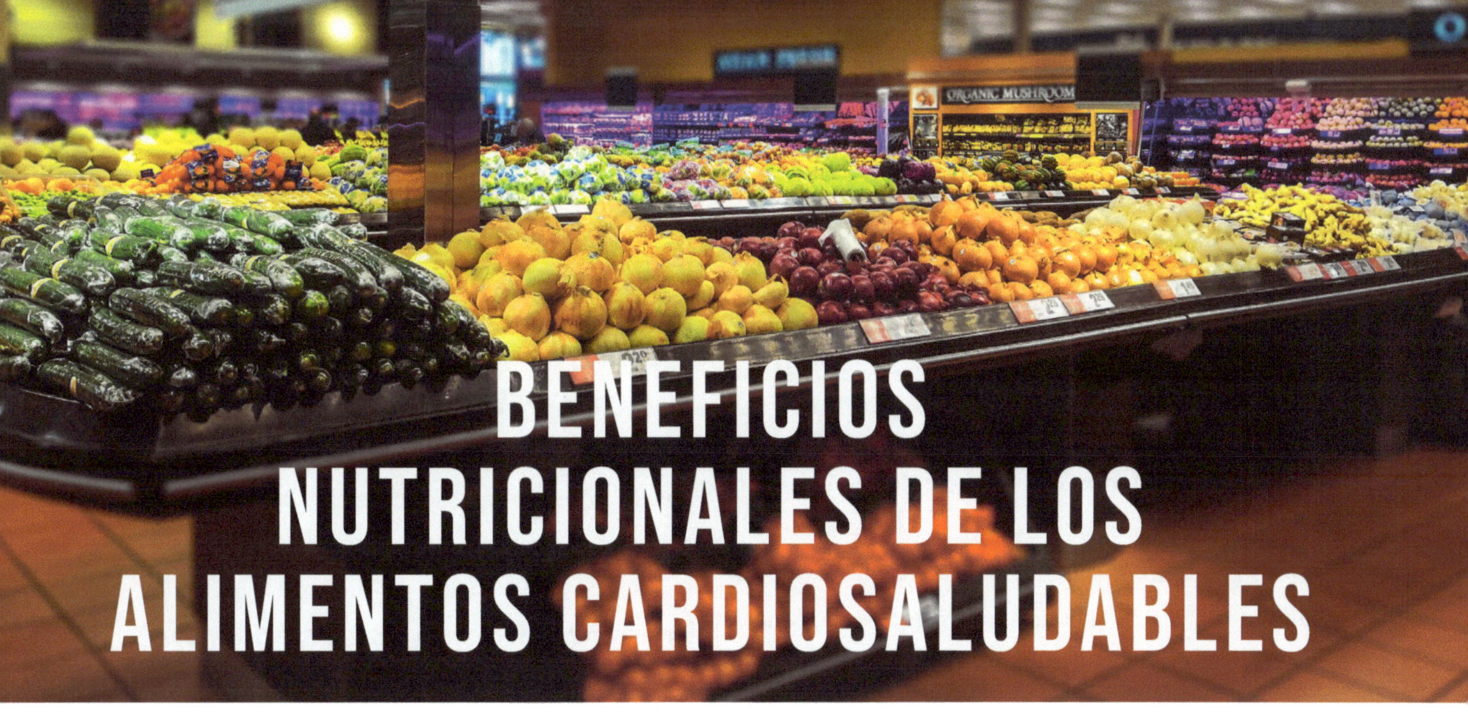

BENEFICIOS NUTRICIONALES DE LOS ALIMENTOS CARDIOSALUDABLES

Las enfermedades cardiovasculares prevenibles, incluidos los infartos de miocardio y cerebrales (ataques al corazón y derrames cerebrales), son el resultado de daños y lesiones en las arterias y los vasos sanguíneos (daños/lesiones vasculares) que hacen circular la sangre y el oxígeno hacia los órganos y tejidos vitales del cuerpo. Este daño y lesión vascular, conocido como arteriosclerosis, es una enfermedad inflamatoria descrita comúnmente como una acumulación de placa a lo largo de las paredes arteriales. La acumulación progresiva de placa da lugar a coágulos sanguíneos obstructivos o a la rotura de arterias que privan de oxígeno al corazón y al cerebro.

La arteriosclerosis se inicia por los radicales libres de oxígeno, que son moléculas inestables producidas por reacciones bioquímicas en el organismo, que pueden dañar o alterar la estructura de las células. Los daños y lesiones vasculares causadas por los radicales libres de oxígeno permiten que el colesterol LDL (malo) de lipoproteínas de baja densidad se deposite en el interior de las paredes arteriales, contribuyendo al desarrollo de placa en las arterias. El organismo utiliza antioxidantes que produce y extrae de ciertos alimentos para neutralizar los radicales libres de oxígeno. Sin embargo, un desequilibrio entre la producción de radicales libres de oxígeno y la capacidad del organismo para eliminarlos crea una situación denominada estrés oxidativo. El estrés oxidativo aumenta la progresión de la arteriosclerosis.

Los estudios de ciencias básicas e investigación clínica han demostrado que una dieta cardiosaludable con un equilibrio óptimo de macro y micronutrientes (junto con el ejercicio cardíaco y el abandono de la nicotina) reduce la inflamación, los radicales libres de oxígeno, el estrés oxidativo y los niveles de colesterol LDL (malo). Cuando se inicia a tiempo, una dieta cardiosaludable también ayuda a prevenir la hipertensión, la diabetes, la dislipidemia (colesterol anormal) y la obesidad, factores de riesgo reconocidos que aceleran la arteriosclerosis y la aparición de enfermedades cardiovasculares.

De hecho, una dieta cardiosaludable es la estrategia más eficaz para mantener arterias y vasos sanguíneos sanos y prevenir daños y lesiones vasculares. Y es un cambio empoderador que podemos implementar independientemente del sistema asistencial de salud.

Cuando adoptamos una dieta cardiosaludable, no sólo prevenimos la arteriosclerosis y las enfermedades cardiovasculares. Dado que el proceso inflamatorio de la enfermedad también está implicado en las enfermedades no cardiacas, incluidos muchos tipos de cáncer, la estrategia de Empoderamiento de la Salud promueve el bienestar general y ayuda a todos a vivir más y mejor.

Creemos que cuando conozca los nutrientes específicos de una dieta cardiosaludable que previenen las enfermedades cardiovasculares, se sentirá más empoderado para incorporar estos alimentos a su plan de nutrición. Por lo tanto, hemos incluido un glosario de los macro y micronutrientes que con demasiada frecuencia faltan en las dietas de las comunidades desatendidas debido a su limitada disponibilidad y conocimiento.

Analizamos de nuevo estos nutrientes en nuestros planes de comidas individuales, junto con descripciones más detalladas de sus beneficios y explicaciones sobre por qué son esenciales para su salud, para garantizar que comprenda y se sienta seguro de que todos los alimentos que ingiere son cardiosaludables y contribuyen a su bienestar integral.

MACRONUTRIENTES

Los macronutrientes son los cuatro principales grupos de alimentos que su cuerpo necesita en grandes cantidades (gramos) para funcionar correctamente.

Proteínas Magras (Bajas en Grasa)

La proteína es un nutriente compuesto de aminoácidos que el cuerpo utiliza para desarrollar y mantener las células. Las proteínas están presentes en todas las células del cuerpo, incluidos los órganos, los músculos, los huesos e incluso la piel, las uñas y el cabello.

Pero el cuerpo no puede almacenar el exceso de proteínas, ya que las utiliza como energía o las almacena en forma de grasa. Por lo tanto, necesita suministrar a su cuerpo proteínas magras y saludables a partir de los alimentos que ingiere diariamente.

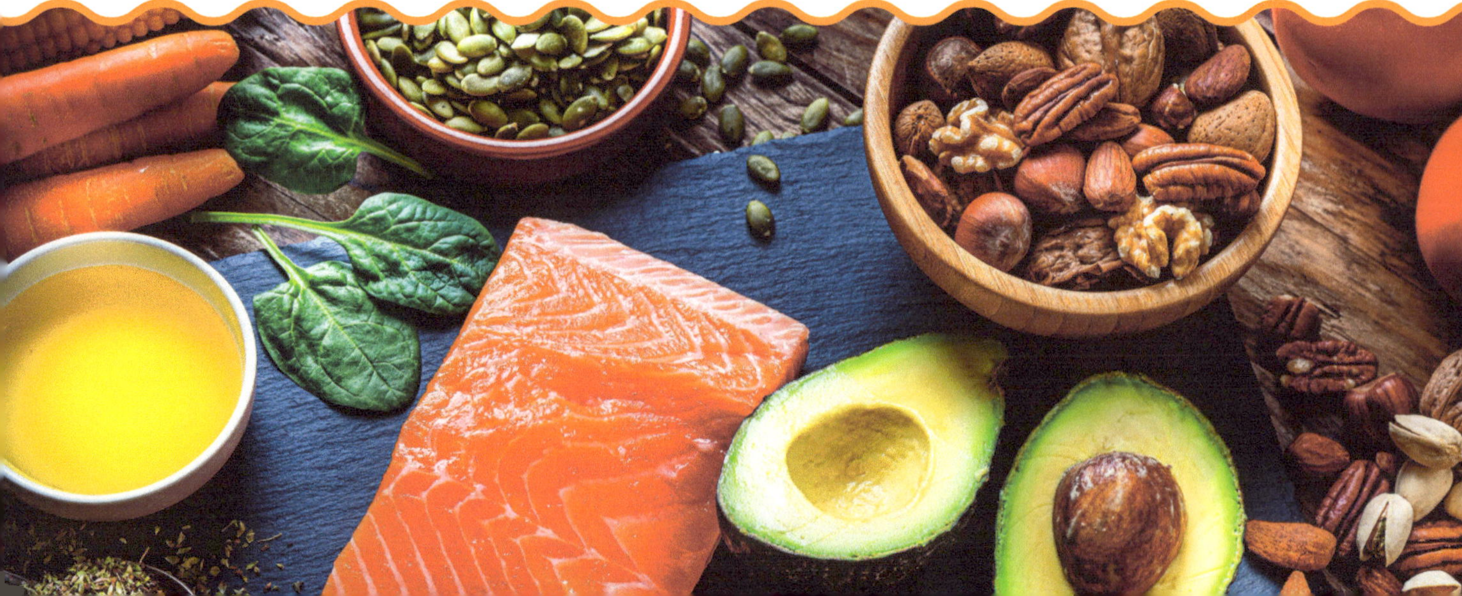

Sin proteínas, su cuerpo no puede construir y reparar músculos y tejidos ni crear las enzimas que necesita para digerir los alimentos. Cuando no consume suficientes proteínas magras, pierde energía y sus sistemas cardíaco y respiratorio se ven comprometidos. Dependiendo de la edad y el nivel de actividad, se necesitan diferentes cantidades de proteínas magras.

Entre las fuentes de proteínas magras saludables se encuentran los frijoles, las nueces, el pescado y la pechuga de pollo sin piel.

Grasa Insaturada

Las grasas insaturadas ayudan a las proteínas a funcionar correctamente y a mantener la salud celular. Las grasas también ayudan al organismo a absorber las vitaminas liposolubles, como las vitaminas A, D y E.

Los alimentos que consumimos contienen grasas buenas o grasas malas.

Las grasas insaturadas son buenas porque aumentan el colesterol HDL (bueno) de lipoproteínas de alta densidad y reducen el colesterol LDL (malo) de lipoproteínas de baja densidad, lo que previene daños y lesiones vasculares, la arteriosclerosis y las enfermedades cardiovasculares. También ayudan a reducir la inflamación sistémica del organismo.

Entre las fuentes de grasas insaturadas se encuentran el pescado y los alimentos de origen vegetal como las verduras, las nueces y el aceite de oliva.

Existen dos tipos de grasas insaturadas, monoinsaturadas y poliinsaturadas:

- las grasas monoinsaturadas se encuentran en el aceite de oliva, los aguacates y las nueces
- las grasas poliinsaturadas, incluidos ácidos grasos esenciales omega-3, se encuentran en el pescado.

Las grasas saturadas, las malas (incluidas las grasas trans que son muy poco saludables), proceden de alimentos de origen animal, como la carne de res, el cerdo, algunos cortes de pollo (piel, muslos, patas, alas), el pavo, los huevos, los productos lácteos (leche de vaca, queso, mantequilla), el marisco (camarones, almejas, vieiras, cangrejo, langosta) y los alimentos procesados o ultra procesados (papas fritas, helados, galletas, donuts). Estos alimentos aumentan el nivel de colesterol LDL (malo). Por lo tanto, consumir cantidades excesivas de grasas saturadas provoca daños y lesiones vasculares y aumenta el riesgo de arteriosclerosis y enfermedades cardiovasculares.

Carbohidratos Complejos

Los carbohidratos proporcionan la energía que el cuerpo necesita para mantener los órganos, las células y los tejidos. Los carbohidratos se descomponen en glucosa (azúcar simple) en el tubo digestivo. Los distintos tipos de carbohidratos liberan diferentes cantidades de glucosa en el torrente sanguíneo.

Medimos cuánto los carbohidratos aumentan los niveles de glucosa en sangre con el índice glucémico. Los carbohidratos simples (conocidos como azúcares), como el azúcar de caña, la fructosa, la lactosa y la sacarosa, tienen un índice glucémico alto y elevan rápidamente los niveles de glucosa en sangre. Los carbohidratos refinados, como el pan blanco, el arroz blanco y la pasta sin trigo integral, no contienen nutrientes importantes y también tienen un índice glucémico alto. Los carbohidratos simples y refinados aumentan el riesgo de desarrollar diabetes, obesidad y enfermedades cardiovasculares.

Los carbohidratos complejos tienen un índice glucémico bajo y se descomponen más lentamente, proporcionando al cuerpo una fuente de energía más duradera.Los carbohidratos complejos también contienen fibra, que facilita la digestión, favorece la presencia de bacterias intestinales sanas en el tracto digestivo y ayuda al organismo a absorber nutrientes importantes.

Entre las fuentes de carbohidratos complejos se encuentran la avena, los cereales integrales de trigo y afrecho, la granola, el arroz integral y las batatas.

Fibra

Una dieta cardiosaludable requiere una cantidad diaria suficiente de fibra, pero el consumo medio actual es aproximadamente la mitad de la cantidad recomendada. Los estudios de investigación clínica han demostrado que las personas que consumen más fibra tienen muchas menos probabilidades de desarrollar enfermedades cardiovasculares. Se ha demostrado que la fibra reduce el colesterol LDL (malo), disminuye la glucosa en sangre, reduce la presión arterial y ayuda a mantener un peso saludable. Por lo tanto, la fibra ayuda a prevenir la arteriosclerosis, la diabetes, la hipertensión y la obesidad, lo que reduce el riesgo de enfermedades cardiovasculares.

La fibra es un carbohidrato que se encuentra en los alimentos de origen vegetal y no se descompone durante la digestión, por lo que ralentiza el tiempo de tránsito de los alimentos del estómago al intestino, lo que hace que se sienta saciado durante más tiempo, limitando así su ingesta calórica y previniendo la obesidad.

La fibra también favorece la salud de las bacterias intestinales y la salud intestinal, lo que reduce la inflamación sistémica que contribuye a los daños y lesiones vasculares.

Entre las fuentes de fibra se encuentran los frijoles, la avena, los cereales integrales de trigo y afrecho, la granola, las nueces, y las frutas y verduras como el brócoli, las zanahorias, los tomates, las manzanas, las frambuesas, los arándanos y las naranjas.

MICRONUTRIENTES

Los micronutrientes son los grupos de vitaminas, minerales y antioxidantes que su cuerpo necesita en pequeñas cantidades (miligramos, microgramos) para funcionar correctamente y mantenerse sano.

Las frutas, las verduras, las legumbres, la avena, los cereales integrales de trigo y afrecho, y las nueces son las principales fuentes de vitaminas, minerales y antioxidantes.

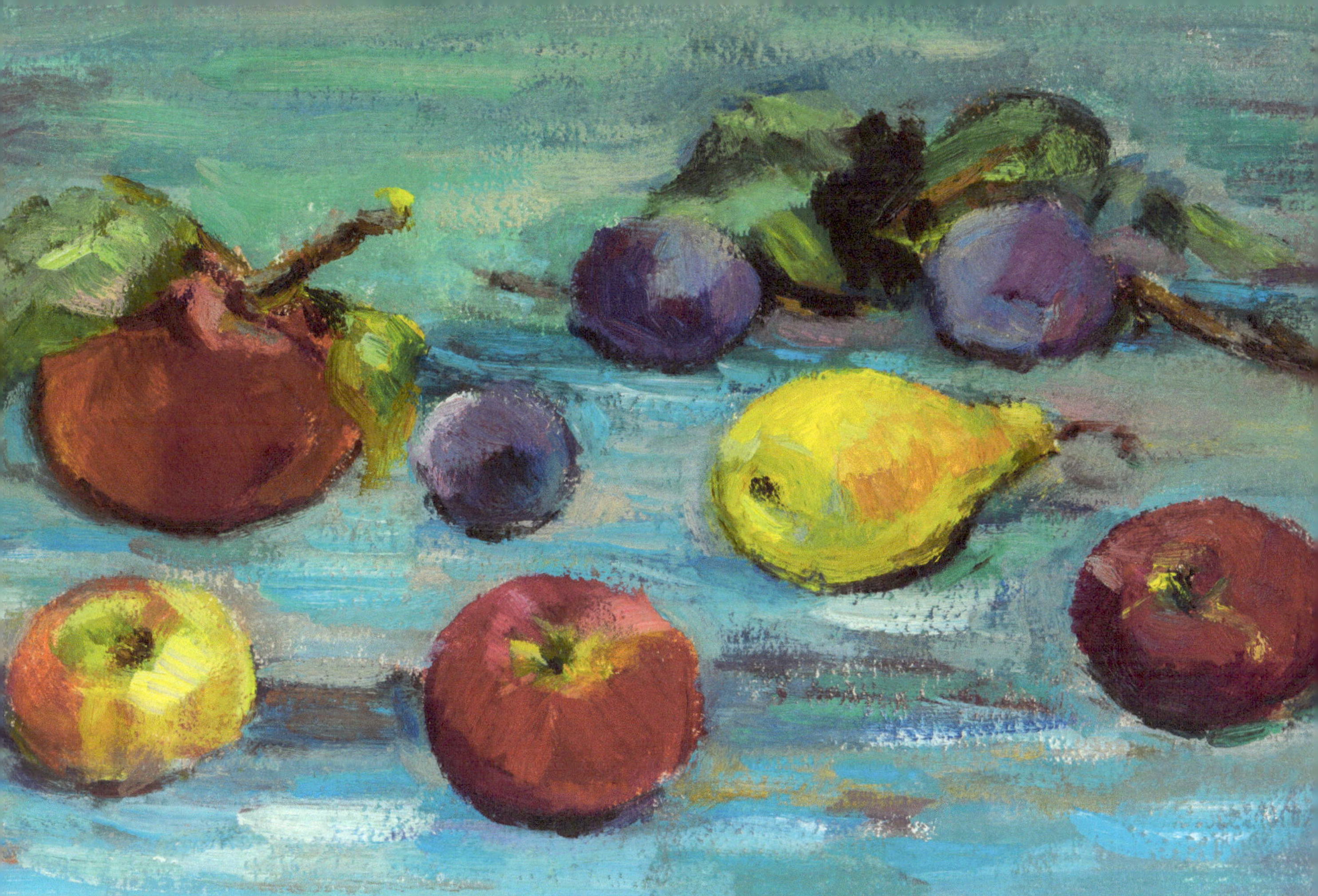

Vitaminas

Las vitaminas son nutrientes esenciales que facilitan las reacciones bioquímicas del organismo y favorecen la salud. Cuando usted sigue una dieta cardiosaludable, proporciona a su organismo las vitaminas que necesita para promover el bienestar y prevenir las enfermedades cardiovasculares:

- **LA VITAMINA A** se transforma a partir de los carotenoides, los pigmentos de las plantas que dan color a las verduras y frutas. Los carotenoides más comunes son el betacaroteno, la luteína y el licopeno. Los carotenoides son antioxidantes que eliminan los radicales libres del oxígeno, reducen el estrés oxidativo y limitan los daños y lesiones vasculares. La Vitamina A también ayuda a reducir los niveles de colesterol LDL (malo).

- **EL COMPLEJO VITAMÍNICO B** incluye las vitaminas B1, B2, niacina, B5, B6, ácido fólico y B12. Estas vitaminas reducen los niveles de homocisteína. Homocisteina es un aminoácido que aumenta el riesgo de enfermedades cardiovasculares cuando está elevado. El complejo vitamínico B tienen importantes propiedades antioxidantes y previenen la anemia.

- **LA VITAMINA C** es otro potente antioxidante que reduce la inflamación, y los daño y lesiones vasculares. También reduce la presión arterial y ayuda a prevenir la hipertensión.

- **LA VITAMINA D** contribuye a mantener los niveles adecuados de calcio y fósforo, y ayuda a reducir la presión arterial. El organismo necesita una exposición adecuada a la luz solar para producir Vitamina D.
- **LA VITAMINA E** es un potente antioxidante que ayuda a la Vitamina A. Juntas, estas vitaminas pueden reducir significativamente la inflamación, y los daño y lesiones vasculares.

Minerales

Los minerales son nutrientes esenciales que facilitan las reacciones bioquímicas del organismo y favorecen la salud. El organismo necesita determinados minerales para funcionar correctamente. La ingesta de alimentos ricos en los siguientes minerales mejora la salud y previene las enfermedades cardiovasculares:

- **EL CALCIO (CA)** es esencial para la función cardíaca y vascular normal y ayuda a reducir la presión arterial.
- **EL COBRE (CU)** mantiene un metabolismo sano y es especialmente importante para el sistema cardiovascular. En conjunción con proteínas específicas, funciona como antioxidante y previene los daños y lesiones vasculares.
- **EL HIERRO (FE)** ayuda al organismo a formar hemoglobina, que transporta el oxígeno de la sangre a órganos vitales como el corazón y el cerebro. La carencia de hierro provoca anemia, lo que aumenta el riesgo de daños y lesiones vasculares.

- **EL MANGANESO (MN)** ayuda a metabolizar las proteínas, los carbohidratos y el colesterol, lo que mantiene un flujo sanguíneo saludable y previene la diabetes y la arteriosclerosis; también tiene propiedades antioxidantes que reducen la inflamación y los daños y lesiones vasculares.
- **EL MAGNESIO (MG)** activa las enzimas necesarias para que el metabolismo funcione correctamente y ayuda a reducir la presión arterial y el colesterol LDL (malo).
- **EL FÓSFORO (P)** tiene propiedades antioxidantes que reducen la inflamación y los daños y lesiones vasculares.
- **EL POTASIO (K)** ayuda a mantener un equilibrio adecuado de agua y electrolitos en el organismo. Unos niveles adecuados de potasio ayudan a reducir la presión arterial y el riesgo de enfermedades cardiovasculares.

Antioxidantes

Los antioxidantes son compuestos nutritivos presentes en determinados alimentos que neutralizan y eliminan los radicales libres de oxígeno, reducen el estrés oxidativo y previenen la inflamación, y los daño y lesiones vasculares. Muchas vitaminas y minerales son antioxidantes naturales. Se ha demostrado que una dieta con una alta concentración de antioxidantes previene la aterosclerosis y las enfermedades cardiovasculares.

LOS FITONUTRIENTES son compuestos naturales que dan a las plantas comestibles su color, sabor y olor, tienen propiedades antioxidantes que ayudan a prevenir el estrés oxidativo y reducen el riesgo de enfermedades cardiovasculares. Entre estos antioxidantes se encuentra el **Resveratrol**, que mejora la función vascular, mantiene un flujo sanguíneo saludable y reduce el estrés oxidativo y la inflamación, previniendo el desarrollo de daños y lesiones vasculares. Las uvas rojas, las manzanas y los arándanos son excelentes fuentes de Fitonutrientes.

LOS POLIFENOLES son compuestos químicos naturales que se encuentran en las plantas. Estos antioxidantes, como el **Carvacrol** y el **Oleocantal**, mejoran la función vascular, reducen la inflamación, aumentan el colesterol HDL (bueno) y reducen el colesterol LDL (malo). Los arándanos, las manzanas, las nueces (walnuts en inglés), las almendras, las espinacas, las zanahorias, los garbanzos, el orégano y el aceite de oliva extra virgen son excelentes fuentes de Polifenoles.

LOS FLAVONOIDES son un tipo de polifenol que se encuentra en muchas frutas y verduras de colores vivos. Mejoran la función vascular, lo que es importante para mantener un flujo sanguíneo saludable. También se ha demostrado que los Flavonoides ayudan a reducir el estrés oxidativo y la inflamación que contribuyen al desarrollo de enfermedades cardiovasculares. **Las Antocianinas** son un tipo de Flavonoides que protegen las células de los daños causados por los radicales libres del oxígeno. La **Quercetina** es otro flavonoide común. Estos antioxidantes dan a las frutas y verduras sus colores rojo, azul y morado. Los arándanos, las fresas y las cebollas rojas son excelentes fuentes de Flavonoides.

LOS CAROTENOIDES, incluido el **Betacaroteno**, son un tipo de pigmento que da color a muchas frutas y verduras. Con potentes propiedades antioxidantes, mejoran la función vascular, lo que es importante para mantener un flujo sanguíneo saludable. También se ha demostrado que los Carotenoides ayudan a reducir el estrés oxidativo y la inflamación, que pueden contribuir al desarrollo de enfermedades cardiovasculares. **La Luteína** es un tipo de Carotenoide que da a las plantas su color verde y se encuentra en el brócoli. **El Licopeno** es un Carotenoide que da a las plantas su color rojo o rosa. Los tomates son una gran fuente de Licopeno. Las zanahorias y las batatas también son excelentes fuentes de Carotenoides.

LA ALICINA es un potente antioxidante que se encuentra principalmente en el ajo crudo picado o troceado y que confiere a esta hortaliza su olor característico. Se degrada con la cocción, por lo que los beneficios se obtienen consumiendo ajo crudo como parte de una ensalada o utilizando ajo en polvo como condimento. Este potente antioxidante mejora la función vascular, elimina los radicales libres de oxígeno, reduce el estrés oxidativo y la inflamación, y disminuye el colesterol LDL (malo), la glucosa en sangre y la presión arterial. La alicina también potencia la función de otros antioxidantes naturales del organismo y, por tanto, tiene un efecto amplificador para prevenir las enfermedades cardiovasculares.

LOS PROBIÓTICOS son bacterias y levaduras vivas presentes en el yogur que ayudan a mantener un equilibrio saludable de los organismos intestinales que es esencial para la digestión óptima de macro y micronutrientes. Los estudios han demostrado que el consumo de probióticos reduce el colesterol LDL (malo), la glucosa en sangre, la presión arterial y el peso corporal, por lo que ayuda a prevenir enfermedades cardiovasculares. Además, los probióticos tienen propiedades antioxidantes que reducen la inflamación sistémica que contribuye los daños y lesiones vasculares.

EL ÁCIDO ACÉTICO es el principal compuesto orgánico del vinagre y el responsable de su sabor y acidez únicos. Tiene varios beneficios demostrados que ayudan a prevenir enfermedades cardiovasculares, como su capacidad para reducir la presión arterial, la glucosa en sangre, el colesterol LDL (malo) y el peso corporal. Tanto en el vinagre de vino tinto y de manzana, el ácido acético también actúa como antioxidante al reducir los radicales libres de oxígeno y el estrés oxidativo, lo que previene la inflamación, los daños y lesiones vasculares, y reduce el riesgo de enfermedades cardiovasculares.

LA PIPERINA es un compuesto alcaloide y fitoquímico responsable del sabor característico de la pimienta negra y un potente antioxidante que mejora la función vascular, elimina los radicales libres de oxígeno del organismo, y reduce el estrés oxidativo y la inflamación. Además, la Piperina tiene un efecto positivo en la absorción de macronutrientes y micronutrientes, lo que mejora la disponibilidad de otros alimentos cardiosaludables que ayudan a prevenir las enfermedades cardiovasculares.

LA CAPSAICINA es un compuesto vegetal responsable del sabor picante de los pimientos de cayena y un potente antioxidante que mejora la función vascular, elimina los radicales libres de oxígeno del organismo, y reduce el estrés oxidativo y la inflamación. Además, la Capsaicina puede aumentar la tasa de metabolismo de las grasas, lo que reduce el colesterol LDL (malo) y el peso corporal y, por tanto, ayuda a prevenir la arteriosclerosis y la obesidad.

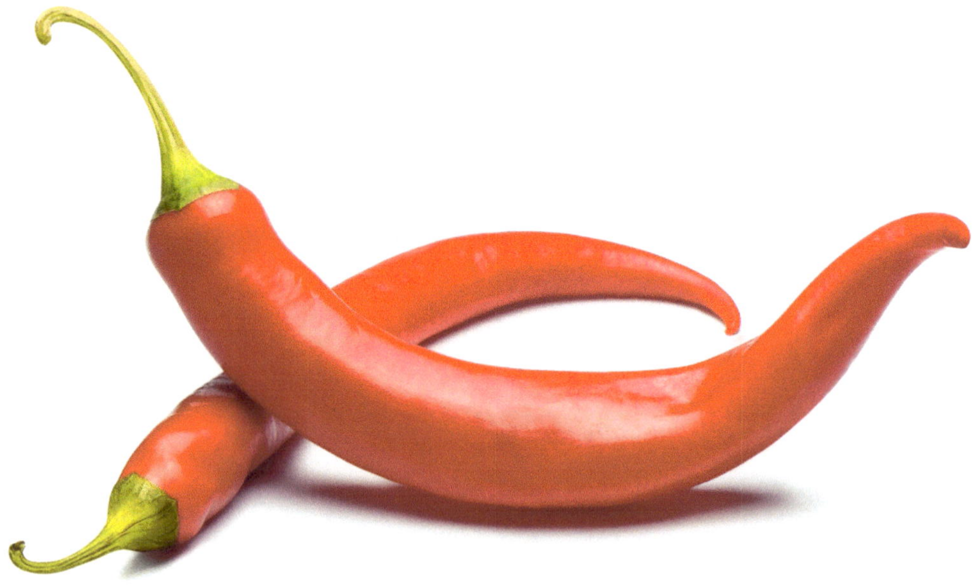

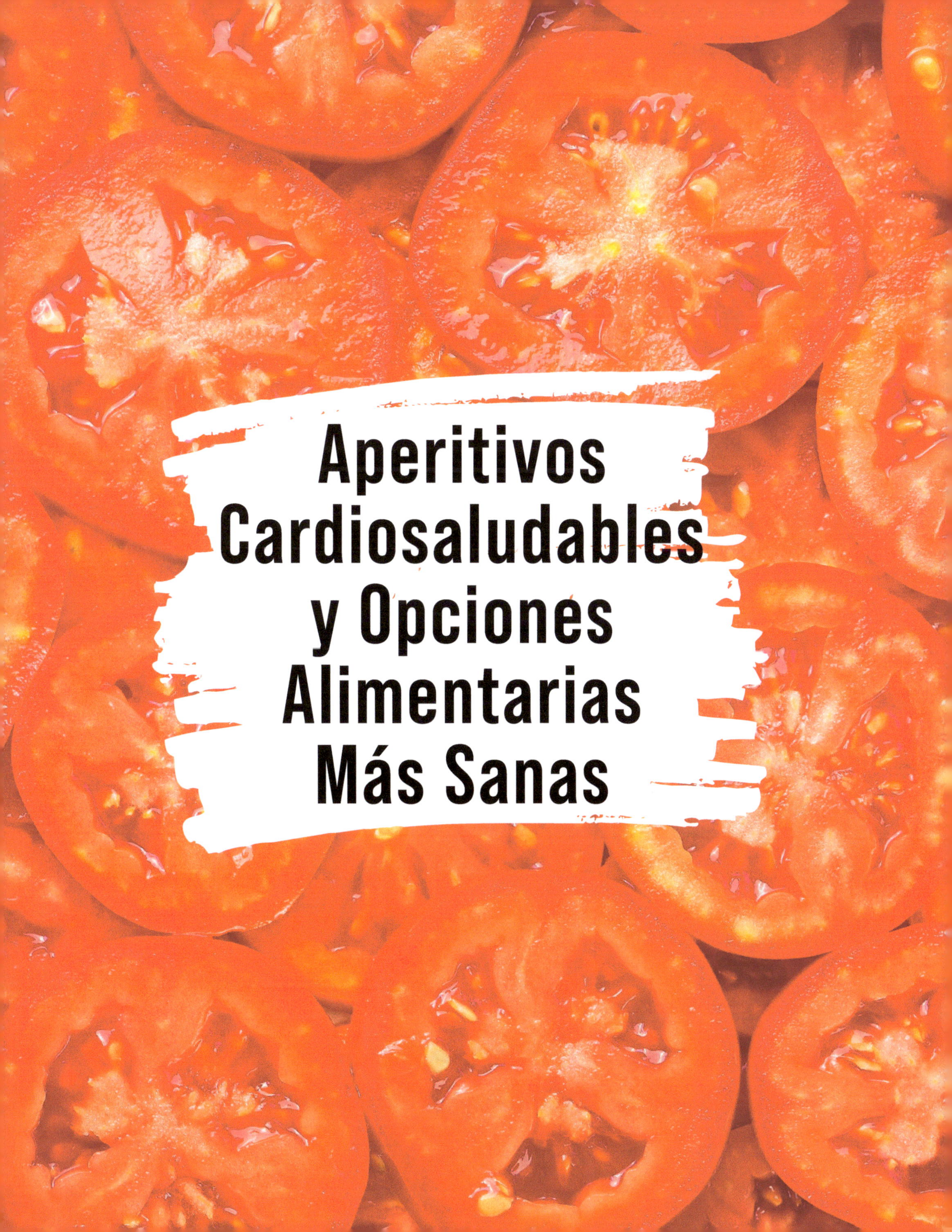
Aperitivos Cardiosaludables y Opciones Alimentarias Más Sanas

APERITIVOS CARDIOSALUDABLES Y OPCIONES ALIMENTARIAS MÁS SANAS

A menudo es inevitable comer entre las comidas principales. Desafortunadamente, los aperitivos poco saludables pueden añadir cantidades significativas de azúcar procesada, sal y grasas saturadas a su ingesta diaria de alimentos, lo que aumenta el riesgo de enfermedades cardiovasculares.

Para promover de manera constante el bienestar, reduzca al mínimo los alimentos que ingiere fuera del plan de 21 comidas, que incluye aperitivos cardiosaludables. Dado que la estrategia nutricional Empoderamiento de la Salud contiene las cantidades diarias recomendadas de proteínas magras, carbohidratos complejos, grasas insaturadas y fibra, lo ideal es que proporcione suficientes calorías para evitar el consumo de aperitivos poco saludables entre comidas. Cuando necesite un aperitivo para mantener la energía, puede optar por uno de los alimentos saludables del plan de 21 comidas.

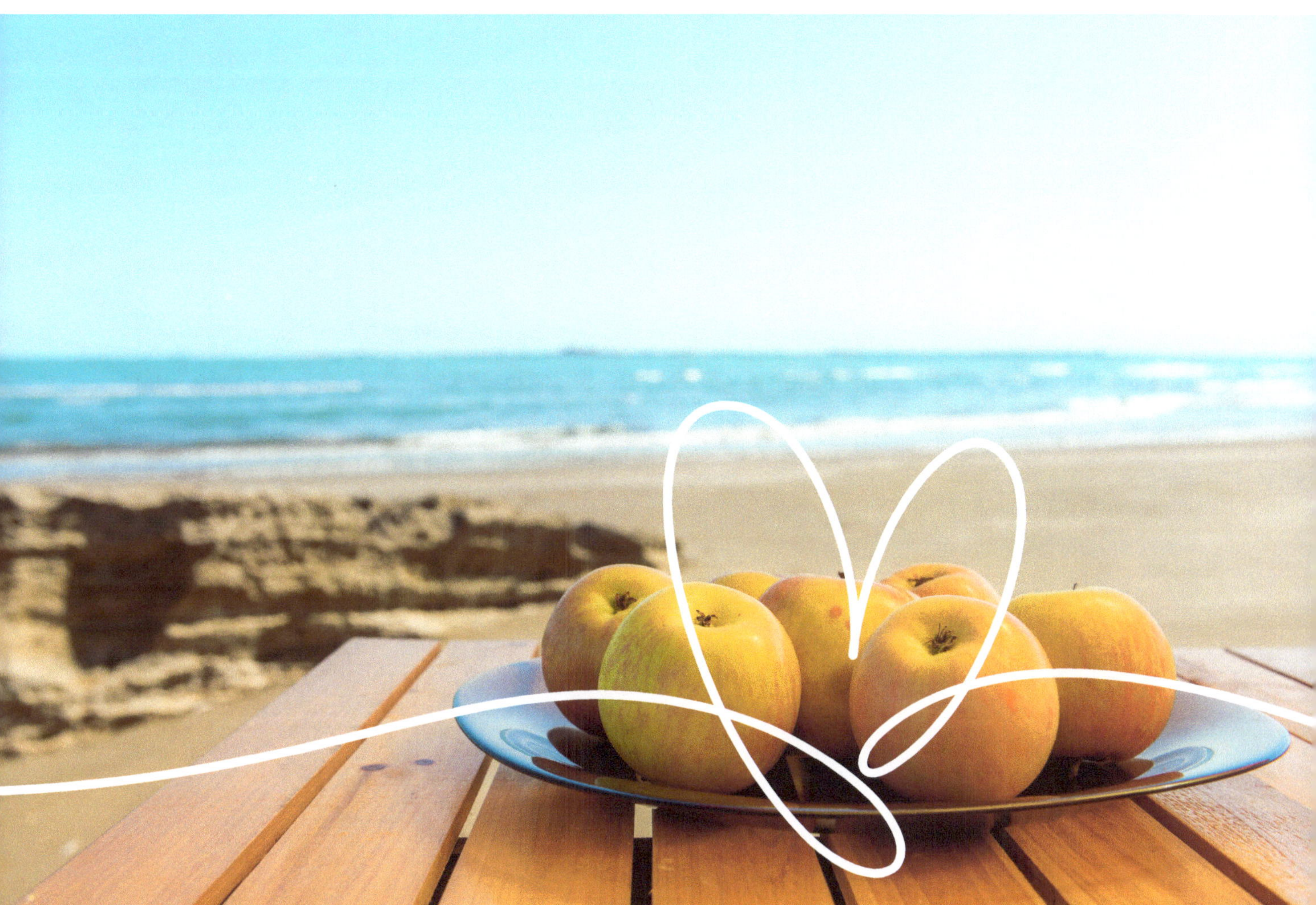

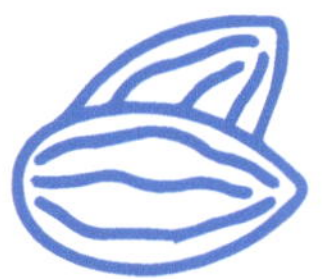

Las nueces son ricos en proteínas magras, fibra, grasas insaturadas saludables y antioxidantes. Contienen la mayoría de las vitaminas y minerales que su cuerpo necesita, por lo que son un excelente aperitivo cuando se sienta agotado. Comer nueces cuatro veces por semana se asocia a una reducción de las enfermedades cardiovasculares, incluidos los infartos al miocardio y cerebrales (ataques al corazón y derrames cerebrales).

Cuando compre nueces, elija los que no tengan sal añadida ni azúcar/ miel añadida. Compruebe la etiqueta de ingredientes del envase en los apartados "Sodio" y "Carbohidratos" para confirmar que no contienen sal ni azúcar/miel añadidas.

NUECES (WALNUTS EN INGLÉS): Las nueces (walnuts en inglés) son ricas en cobre, un mineral antioxidante que reduce los radicales libres del oxígeno y el estrés oxidativo, y protege contra daños y lesiones vasculares. También aportan manganeso, magnesio y grasas insaturadas, que ayudan a reducir la presión arterial y el colesterol LDL (malo), por lo que son muy cardiosaludables.

ALMENDRAS: Las almendras tienen uno de los niveles más altos de proteína magra entre todas las nueces. Además de proporcionar manganeso y magnesio, las almendras aportan una cantidad significativa de vitamina E, un antioxidante que reduce los radicales libres del oxígeno y el estrés oxidativo, y protege contra los daños y lesiones vasculares. También contienen grasas insaturadas y fibra que ayudan a reducir el colesterol LDL (malo), la presión arterial, los niveles de glucosa en sangre y el peso corporal.

ANACARDOS (CASHEWS EN INGLÉS): Los anacardos (cashews en inglés) aportan cantidades significativas de manganeso, magnesio y grasas insaturadas, lo que ayuda a reducir la presión arterial, disminuye el colesterol LDL (malo) y, por tanto, disminuye el riesgo de enfermedades cardiovasculares. Además, también son ricos en carotenoides y polifenoles, antioxidantes que reducen los radicales libres de oxígeno, el estrés oxidativo y la inflamación, lo que previene los daños y lesiones vasculares.

PISTACHOS: Los pistachos son nueces bajas en calorías que proporcionan una excelente fuente de fósforo y vitaminas B1 y B6, que tienen importantes propiedades antioxidantes y antiinflamatorias, por lo que protegen contra los daño y lesiones vasculares. También contienen grasas insaturadas y fibra que ayudan a reducir el colesterol LDL (malo), la presión arterial, los niveles de glucosa en sangre y el peso corporal.

Las frutas desecadas son aperitivos portátiles y saludables que pueden aportar nutrientes esenciales entre comidas. Las diferentes frutas desecadas contienen distintos niveles de fibra, vitaminas A, C y E, potasio, magnesio y antioxidantes. Las frutas desecadas contienen más azúcar que las piezas de fruta fresca de tamaño similar porque están deshidratadas y tienen menos agua. Modere su consumo de aperitivos de frutas desecadas porque una ingesta excesiva de azúcares naturales puede elevar sus niveles de glucosa en sangre.

Cuando compre frutas desecadas, elija opciones sin azúcar añadida. Compruebe la etiqueta de ingredientes del envase en el apartado "Carbohidratos" para asegurarse de que no contiene azúcares añadidas.

PASAS: Este popular aperitivo es una excelente fuente de fibra que reduce el colesterol LDL (malo), la presión arterial, la glucosa en sangre y el peso corporal. Las pasas también son una buena fuente de potasio, que reduce el riesgo de enfermedades cardiovasculares al disminuir la presión arterial.

ALBARICOQUES SECOS: Los albaricoques secos son un aperitivo rico en fibra que ayuda a reducir el colesterol LDL (malo), la presión arterial, la glucosa en sangre y el peso corporal. Los albaricoques también contienen flavonoides y vitaminas A, C y E, potentes antioxidantes que reducen los radicales libres del oxígeno, el estrés oxidativo y la inflamación, lo que previene los daño y lesiones vasculares.

MANGOS SECOS: Los mangos son una gran fuente de magnesio, potasio y fibra, por lo que ayudan a reducir la presión arterial, el colesterol LDL (malo), la glucosa en sangre y el peso corporal. Los mangos también

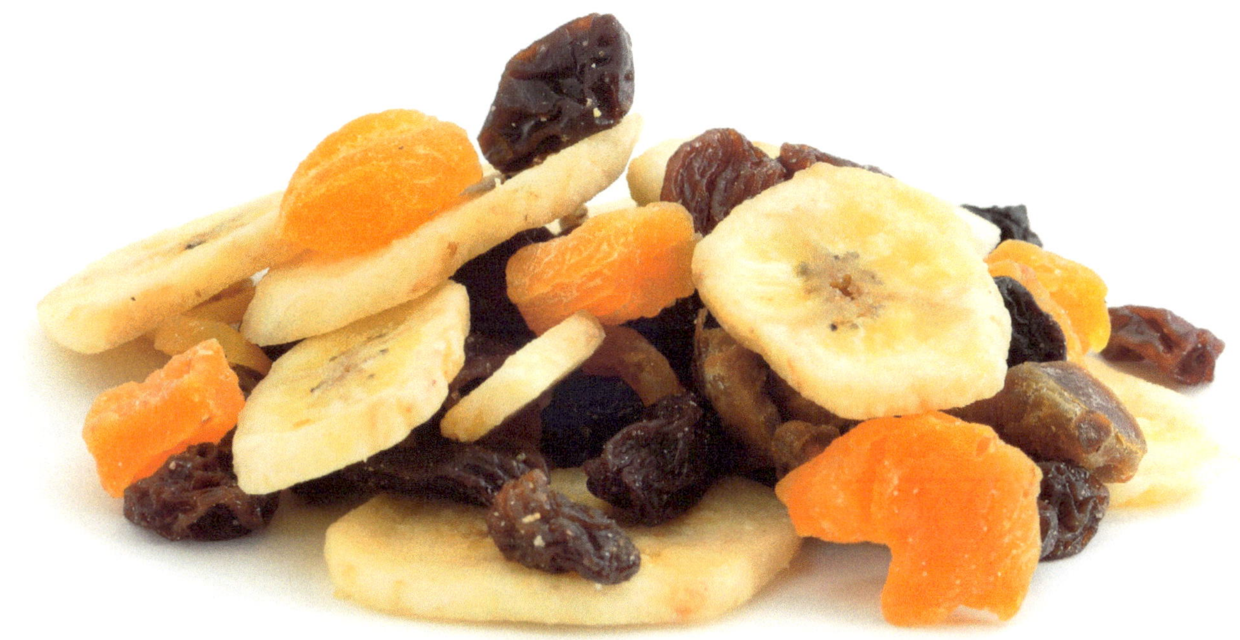

contienen vitamina C, un potente antioxidante que reduce los radicales libres del oxígeno, el estrés oxidativo y los daños y lesiones vasculares.

Opciones Alimentarias Más Saludables

Muchos de los alimentos y bebidas que consumimos son muy poco saludables y aumentan considerablemente el riesgo de padecer enfermedades cardiovasculares. Por lo tanto, como parte de su estrategia de Empoderamiento de la Salud, muchos alimentos comunes deben reducirse lentamente y, finalmente, eliminarse por completo de su dieta.

A medida que adopte un plan de alimentación cardiosaludable, debe **reemplazar permanentemente** los siguientes alimentos por opciones más saludables, como se indica.

TODA LA SAL AÑADIDA, INCLUIDA LA SAL DEL HIMALAYA Y LA SAL MARINA: Todo el sodio añadido, independientemente de su origen, eleva significativamente la presión arterial, lo que aumenta el riesgo de enfermedades cardiovasculares. Para dar sabor a los alimentos, sustituya la sal por ajo y cebolla en polvo sin sal. Los alimentos cardiosaludables tienen suficiente sodio natural para el metabolismo y no deben condimentarse con sal.

TODO EL AZÚCAR PROCESADO, INCLUIDA LA MIEL PROCESADA: Toda azúcar añadida eleva significativamente la glucosa en sangre, lo que aumenta el riesgo de diabetes, obesidad y enfermedades cardiovasculares. Sustituya el azúcar procesado por fruta fresca o leche de almendras o de avena no azucarada ni aromatizada para añadir un sabor naturalmente dulce a los alimentos y bebidas. Los alimentos cardiosaludables contienen suficientes azúcares naturales para el metabolismo.

EDULCORANTES ARTIFICIALES: Los estudios de investigación han revelado que los edulcorantes artificiales (especialmente el aspartamo, el acesulfamo potásico y la sucralosa) pueden elevar la glucosa en sangre y provocar un aumento excesivo de peso con su uso prolongado. Además, algunas organizaciones científicas han expresado su preocupación por un posible vínculo entre los edulcorantes artificiales y ciertos cánceres en humanos. Sustituya estos edulcorantes potencialmente nocivos por fruta fresca o leche de almendras o de avena no azucarada ni aromatizada para añadir un sabor naturalmente dulce a los alimentos y bebidas.

REFRESCOS: El contenido de azúcar altamente concentrado de los refrescos eleva significativamente la glucosa en sangre, lo que aumenta el riesgo de diabetes, obesidad y enfermedades cardiovasculares. Sustituya los refrescos por agua o agua de Seltz sin azúcar, sin sal, sin edulcorantes artificiales, sin calorías, con o sin saborizantes naturales.

JUGOS PROCESADOS, BEBIDAS ENERGÉTICAS Y JUGOS DE FRUTAS COMPRADOS EN TIENDAS, INCLUYENDO NARANJA, MANZANA Y ARÁNDANO AGRIO (CRANBERRY EN INGLÉS): El contenido de azúcar altamente concentrado de los jugos de frutas procesados y comprados en tiendas eleva significativamente la glucosa en sangre, lo que aumenta el riesgo de diabetes, obesidad y enfermedades cardiovasculares. Sustituya los jugos de fruta procesados que se compran en las tiendas por agua o té helado sin azúcar, sin edulcorantes artificiales y sin calorías.

TODAS LAS LECHES/YOGURES LÁCTEOS (DE VACA), INCLUIDOS LACTAID, DESNATADA, 1 POR CIENTO Y 2 POR CIENTO: Toda la leche láctea contiene colesterol y azúcar en exceso, lo que eleva significativamente el colesterol y la glucosa en sangre y aumenta el riesgo de dislipidemia, diabetes, obesidad y enfermedades cardiovasculares. Sustituya la leche/yogur lácteo por leche/yogur de almendras o avena no azucarados, sin saborizante.

CAFÉ AROMATIZADO CON AZÚCAR O LECHE LÁCTEA: Los granos de café contienen potentes antioxidantes naturales, como polifenoles, flavonoides y ácido clorogénico, que reducen la inflamación, los daños y lesiones vasculares, así como el riesgo de enfermedades cardiovasculares. Añadir azúcar, edulcorantes artificiales o leche/crema láctea elimina estos beneficios y hace que su café no sea saludable. Beba su café negro/natural y amargo, o sólo con leche de almendras o de avena no azucarada ni aromatizada.

BEBIDAS ALCOHÓLICAS: El consumo limitado de alcohol (1-2 copas) con la familia y los amigos durante acontecimientos sociales y de ocio como celebraciones de cumpleaños y fiestas puede ser seguro. Sin embargo, dados los importantes riesgos para la salud personal y pública (dependencia, el atracón de alcohol, enfermedades cardiovasculares, enfermedades hepáticas, deterioro cognitivo, conducción en estado de ebriedad), el consumo diario/frecuente de alcohol, incluido el vino, no se recomienda como parte de un plan de nutrición cardiosaludable.

ALIMENTOS PROCESADOS O ULTRA PROCESADOS: Los estudios de investigación han demostrado repetidamente que los alimentos fabricados con excesiva adición de sal, azúcar, grasas saturadas y trans, aromas y colorantes artificiales y conservantes, diseñados para mejorar la vida útil, el atractivo visual y el sabor, aumentan significativamente el riesgo de hipertensión, diabetes, dislipidemia, obesidad, arteriosclerosis y muerte por enfermedad cardiovascular. Algunos ejemplos de alimentos procesados/ultra procesados son las papas fritas, los helados, las galletas, los donuts, las carnes procesadas (tocino, salchichas, embutidos) y las pizzas congeladas. Elimine y sustituya estos alimentos poco saludables por los alimentos naturales y frescos de su lista de la compra de alimentos cardiosaludables de Heart Food: Empoderamiento de la Salud.

CONDIMENTOS: Muchos condimentos populares, como el kétchup, ciertas mostazas, la mayonesa, las salsas picantes, la mantequilla, la margarina y los aliños para ensaladas, también están procesados/ultra procesados y fabricados con excesiva adición de sal, azúcar, grasas saturadas y trans, aromas y colorantes artificiales y conservantes añadidos en exceso, lo que los hace extremadamente poco saludables. Para asegurarse de que todo lo que come promueve el bienestar, condimente y aromatice sus alimentos con una variedad de los condimentos cardiosaludables de su lista de la compra de alimentos cardiosaludables de Heart Food: Empoderamiento de la Salud y utilice aliños caseros para ensaladas a base de aceite de oliva extra virgen y vinagre.

RITMO GRADUAL PARA ELIMINAR LOS ALIMENTOS POCO SALUDABLES

Eliminar los alimentos poco saludables puede suponer un reto, para garantizar una transición permanente a opciones más saludables, utilice esta estrategia de ritmo gradual para sustituir de forma permanente estos alimentos como parte de su plan de nutrición Empoderamiento de la Salud:

Seleccione un día de la semana para eliminar un alimento poco saludable de su dieta para la primera semana, a continuación, introduzca un día adicional cada semana sin llegar a comer el alimento poco saludable en los días que ya ha comenzado. Comience el día más conveniente para usted y su familia en función de sus horarios.

Ejemplo:

PRIMERA SEMANA: El lunes, elimine un alimento poco saludable (por ejemplo, un condimento con sal añadida) y sustitúyalo por una opción más saludable (por ejemplo, ajo o cebolla en polvo sin sal)

SEGUNDA SEMANA Nunca coma este alimento poco saludable los lunes Elimine el alimento poco saludable los martes

TERCERA SEMANA Nunca coma este alimento poco saludable los lunes ni los martes Elimine el alimento poco saludable los miércoles

Continúe con este patrón durante 7 semanas (aproximadamente 1,5 meses) hasta que haya eliminado por completo el alimento poco saludable seleccionado, repita este patrón para todos los alimentos poco saludables de su dieta uno por uno.

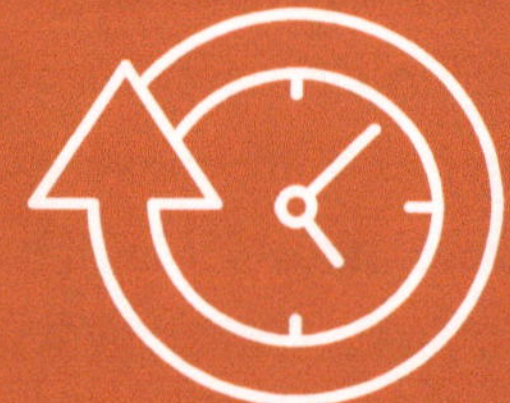

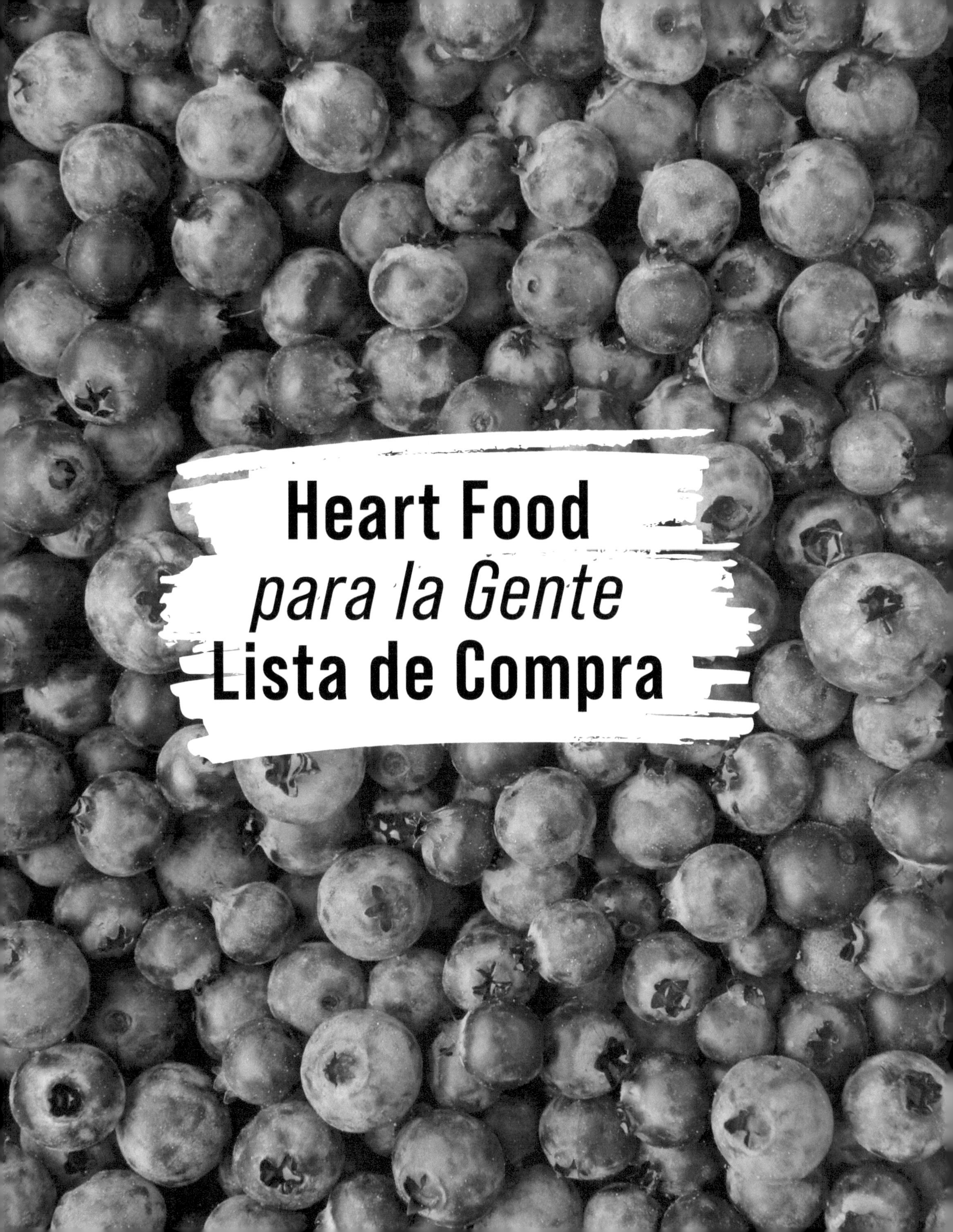

Heart Food
para la Gente
Lista de Compra

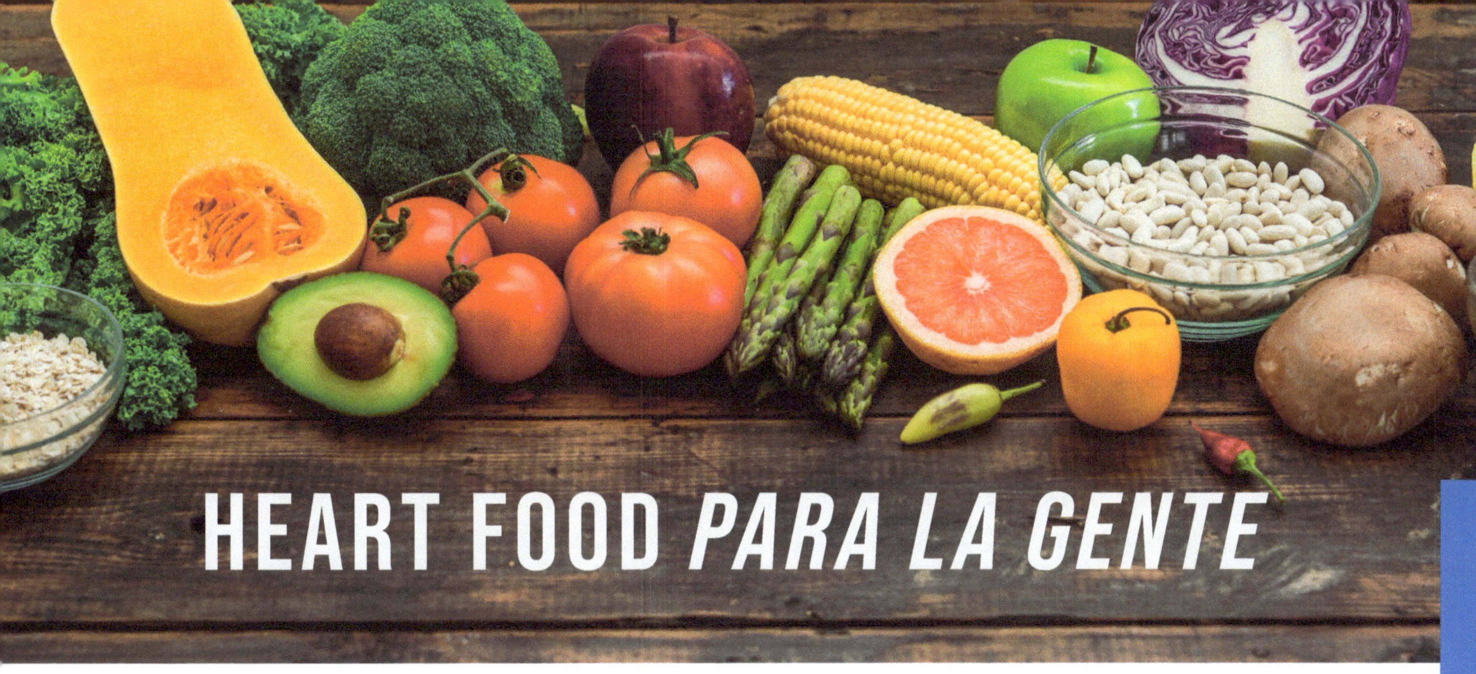

HEART FOOD *PARA LA GENTE*

Seguir una dieta cardiosaludable empieza por comprar alimentos nutritivos.

La nutrición cardiosaludable implica una dieta baja en sal, baja en calorías y basada principalmente en los alimentos de origen vegetal, compuesta por frutas, verduras, legumbres, nueces, avena, cereales integrales de trigo y afrecho, leche y yogur no lácteos, granola, carbohidratos complejos y aceite de oliva extra virgen, y proteínas cárnicas magras (principalmente pescado), y bebidas sin azúcar. Este plan nutricional proporciona el equilibrio esencial de nutrientes diarios, incluyendo proteínas magras, grasas insaturadas y fibra aumentadas. También garantiza el consumo de las vitaminas, minerales y antioxidantes necesarios para mantener una dieta cardiosaludable. Los beneficios de estos alimentos, basados en la evidencia, están bien establecidos y se ha demostrado que favorecen el bienestar y previenen las enfermedades cardiovasculares.

Los alimentos saludables son difíciles de encontrar y comprar en las comunidades desatendidas porque la realidad de la carencia de alimentos y la inseguridad alimentaria limitan las opciones nutritivas. Además, en las comunidades desatendidas se promocionan y comercializan de manera excesiva alimentos ultra procesados, comida chatarra y comida rápida, que son perjudiciales y costosos, y se pueden conseguir fácil y ampliamente, lo que constituye una injusticia social explotadora y una inequidad en materia de salud que debemos superar con el Empoderamiento de la Salud. Utilizar nuestros recursos para comprar alimentos nutritivos disponibles en la comunidad es una parte vital de esa estrategia.

Realizamos encuestas detalladas sobre la accesibilidad y precios de los alimentos en más de diez supermercados y tiendas de comestibles grandes en múltiples comunidades desatendidas y documentamos los alimentos cardiosaludables que encontramos sistemáticamente a precios razonables.

La siguiente lista refleja esas opciones. Aunque aparentemente limitada en variedad y diversidad, representa los ingredientes esenciales de una dieta cardiosaludable. Su lista de la compra puede variar en función de sus alergias alimentarias y del número de personas que vivan en su hogar.

Heart Food: Empoderamiento de la Salud Lista de Compra

Cuando sea posible, compre productos de marcas de tienda para reducir costes.

Lea atentamente los ingredientes y las etiquetas para asegurarse de que no contienen sal, sodio añadido, azúcar añadida ni edulcorantes artificiales.

(Los nombres en inglés de los alimentos también se proporcionan como referencia durante la compra si es necesario)

FRUTA FRESCA

Compre fruta fresca, no congelada ni enlatada

- ☐ Frambuesas (Raspberries)
- ☐ Arándanos (Blueberries)
- ☐ Fresas (Strawberries)
- ☐ Guineos (Bananas)
- ☐ Naranjas (Oranges)
- ☐ Manzanas (Apples)
- ☐ Uvas Rojas (Red Grapes)
- ☐ Limas (Limes)

FRUTA DESECADAS

Sin azúcar añadida

- ☐ Albaricoques (Apricots)
- ☐ Pasas (Raisins)
- ☐ Mangos (Mangoes)

VERDURAS

Compre verduras frescas, no congeladas ni enlatadas

- ☐ Espinacas Tiernas (Baby Spinach)
- ☐ Col Rizada (Kale)
- ☐ Cebollas Rojas (Red Onions)
- ☐ Tomates (Tomatoes)
- ☐ Zanahorias (Carrots)
- ☐ Pepinos (Cucumbers)
- ☐ Col Roja / Lombarda (Red Cabbage)
- ☐ Brócoli (Broccoli)
- ☐ Aguacates (Avocados)
- ☐ Pimientos Verdes, Amarillos y Rojos (Green, Yellow, and Red Bell Peppers)
- ☐ Ajo (Garlic)

FRIJOLES

Compre enlatadas, sin sal añadida

Escurra y enjuague siempre los frijoles con agua fría antes de comerlos

- ☐ Frijoles Rojos (Kidney Beans)
- ☐ Frijoles Negros (Black Beans)
- ☐ Garbanzos (Chickpeas)

AVENA Y CEREALES INTEGRALES DE TRIGO Y AFRECHO

Sin azúcar añadida, sin saborizante

- ☐ Avena Tradicional a la Antigua (Traditional Old-Fashioned Oatmeal)
- ☐ Cereales Integrales de Trigo Rallado (Whole Grain Shredded Wheat Cereal)
- ☐ Cereales Integrales de Afrecho con Alto Fibra (Bran High-Fiber Cereal)
- ☐ Granola Clásica (copos de avena integrales) (Classic Granola (whole grain rolled oats))

CARBOHIDRATOS COMPLEJOS

- ☐ Arroz Integral (Brown Rice)
- ☐ Batatas (no congeladas ni enlatadas) (Sweet Potatoes (no frozen or canned))

PROTEÍNA DE CARNE MAGRA (BAJA EN GRASA)

- ☐ Salmón (Salmon)
- ☐ Filete Fresco de Lomo de Bacalao (Cod Loin Filet)
- ☐ Tilapia (Tilapia)
- ☐ Pechuga de Pollo sin Piel y Deshuesada (Skinless, Boneless Chicken Breast)

YOGUR

- ☐ Yogur no Lácteo, a base de Almendras o Avena — Sin Azúcar, Sin Saborizante (Non-Dairy Yogurt, Almond or Oat-Based — Unsweetened, Unflavored)

NUECES

Crudos, sin sal ni azúcar/miel añadidas

- ☐ Almendras (Almonds)
- ☐ Pistachos (Pistachios)
- ☐ Nueces (Walnuts)
- ☐ Anacardos (Cashews)

CONDIMENTOS

- ☐ Aceite de Oliva Extra Virgen (Extra-Virgin Olive Oil)
- ☐ Vinagre de Vino Tinto (Red Wine Vinegar)
- ☐ Vinagre de Manzana (Apple Cider Vinegar)
- ☐ Ajo en Polvo (sin sal) (Garlic Powder (salt-free))
- ☐ Cebolla en Polvo (sin sal) (Onion Powder (salt-free))
- ☐ Pimienta Negra (Black Pepper)
- ☐ Orégano (Oregano)
- ☐ Pimentón (Paprika)
- ☐ Comino (Cumin)
- ☐ Pimienta de Cayena (Cayenne Pepper)

BEBIDAS

- ☐ Agua (Water)
- ☐ Leche no Láctea — a Base de Almendras o Avena, Sin Azúcar ni Saborizante (Non-dairy Milk — Almond or Oat-based, Unsweetened, Unflavored)
- ☐ Agua de Seltz — Sin Azúcar, Sin Sal, Sin Edulcorante Artificial, Sin Calorías, con o sin Saborizante Naturales (Seltzer Water — Sugar-Free, Salt-Free, no Artificial Sweetener, Zero-Calorie, Flavored, or Unflavored)
- ☐ Té Helado — Sin Azúcar, Sin Edulcorantes Artificiales, Sin Calorías (Iced Tea — Sugar-Free, no Artificial Sweetener, Zero-Calorie)

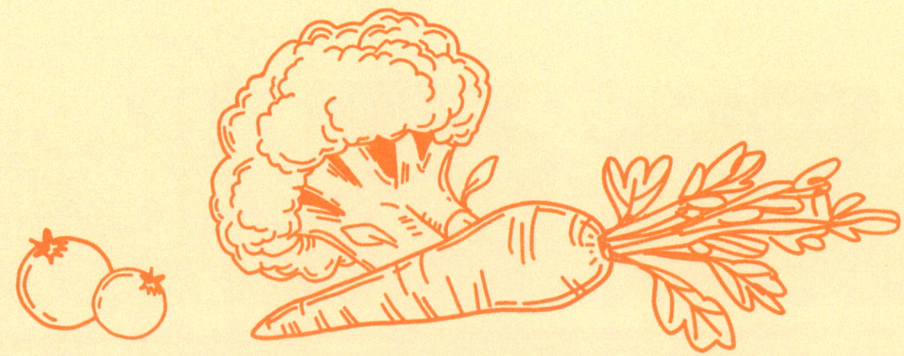

Si una categoría de alimentos no figura en la Heart Food: Empoderamiento de la Salud Lista de Compra, no es cardiosaludable e idealmente no debería formar parte de su plan nutricional.

ejemplos: carne de res, cerdo, huevos, queso, mariscos (camarones, almejas, vieiras, cangrejo, langosta)

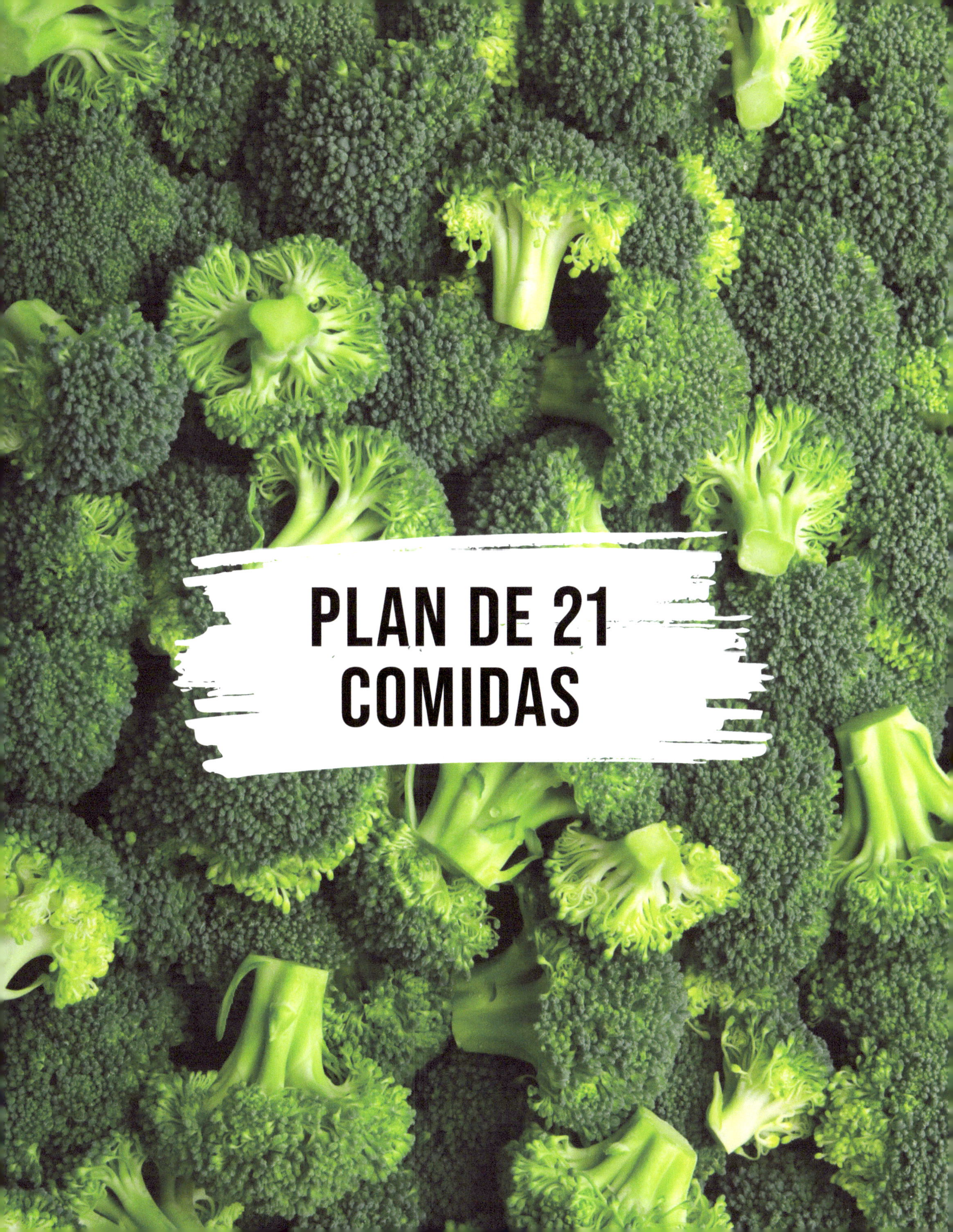
PLAN DE 21
COMIDAS

PLAN DE COMIDA

Los alimentos de la Heart Food: Empoderamiento de la Salud Lista de Compra representan el elemento más importante de una estrategia de Empoderamiento de la Salud y contienen los nutrientes que necesitamos para promover el bienestar. Cuando se comen a diario, estos alimentos tienen el potencial de prevenir las enfermedades cardiovasculares. Los alimentos nutritivos son, en última instancia, el mayor recurso que tienen las comunidades desatendidas para promover el bienestar, independientemente del sistema asistencial de salud.

En esta guía encontrará 21 comidas sencillas, fáciles de preparar y cardiosaludables para el desayuno, el almuerzo y la cena de una semana completa. Las comidas siguen un patrón coherente, utilizando la misma categoría de tipos de alimentos para cada comida. Una vez que se sienta cómodo con los ingredientes principales, podrá crear sus propias versiones del plan de nutrición cardiosaludable de la iniciativa Empoderamiento de la Salud. Además, cada día se incluyen dos aperitivos cardiosaludables, para garantizar que todo lo que coma le hará vivir más y mejor.

FUNDAMENTOS DE LAS COMIDAS

Los grupos de alimentos básicos para cada comida y aperitivo del plan incluyen:

DESAYUNO – un tazón de 12 onzas de avena tradicional a la antigua cocido con leche no láctea sin azúcar ni saborizante (a base de almendras o

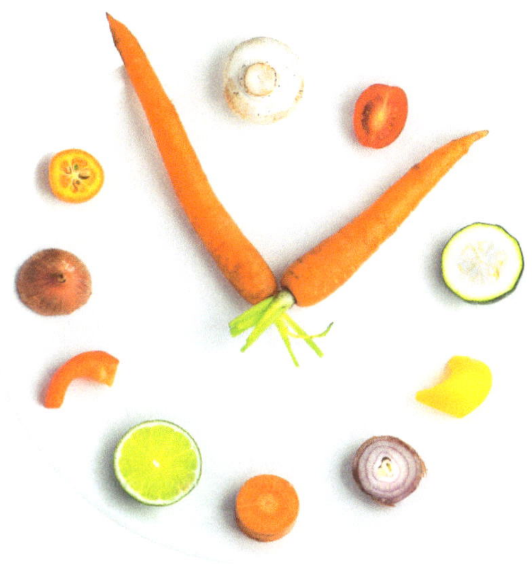

avena); o un tazón de 12 onzas de cereales integrales fríos de trigo rallado o afrecho con alta fibra con leche no láctea sin azúcar ni saborizante (a base de almendras o avena); o un tazón de 12 onzas de yogur no lácteo sin azúcar ni saborizante (a base de almendras o avena) con granola – cada opción siempre con tres frutas frescas diferentes añadidas a la avena, cereales o yogur

ALMUERZO – una ensalada fría con una base de hojas verdes (espinacas o col rizada), una fuente de proteína de frijol (enlatados, sin cocinar, sin sal añadida, frijoles rojos, frijoles negros o garbanzos), cuatro verduras diferentes adicionales, y aderezo casero de aceite de oliva extra virgen y vinagre con una variedad de condimentos añadidos

CENA – medio plato de verduras (una o más, frías o cocidas), un cuarto de plato de carbohidratos complejos (batatas o arroz integral), un cuarto de plato de proteína de carne magra (pescado o pechuga de pollo sin piel, salteado o al horno)

APERITIVOS CARDIOSALUDABLES: a media mañana o media tarde – nueces crudas sin sal ni azúcar/miel añadida, o frutas secadas sin azúcar añadida; después de cenar – dos frutas frescas de ½ taza cada una.

Estas comidas pueden suponer una transición significativa con respecto a su alimentación actual. Dado que puede ser un reto logístico, económico y psicológico cambiar de dieta de golpe, le recomendamos que empiece a su propio ritmo. Aunque sugerimos comidas tradicionales para el desayuno, el almuerzo y la cena, puede cambiar la hora del día en que prefiere comer cada una. Utilice una de las siguientes estrategias basada en su realidad única para comenzar su plan de nutrición Empoderamiento de la Salud.

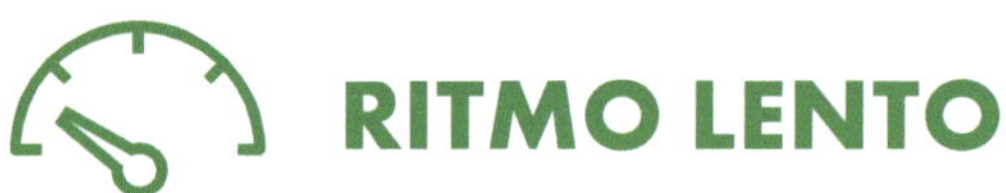

RITMO LENTO

Las nuevas estrategias dietéticas tardan en desarrollarse. Para garantizar el éxito, considere esta transición a ritmo lento para incorporar gradualmente las 21 comidas a su plan de nutrición:

Seleccione una sola comida del plan de alimentación para comer la primera semana, y añada una nueva comida semanalmente mientras continúa siempre con las comidas que ya ha empezado. Comience con una comida en el día más conveniente para usted y su familia.

Ejemplo:

PRIMERA SEMANA:
Empezar el Desayuno del Día 1 el sábado

SEGUNDA SEMANA:
Continuar el Desayuno del Día 1 todos los sábados
Empezar el Desayuno del Día 2 el domingo

TERCERA SEMANA:
Continuar el Desayuno del Día 1 todos los sábados
Continuar el Desayuno del Día 2 todos los domingos
Empezar el Desayuno del Día 3 los lunes

Continúe con este patrón durante 21 semanas (aproximadamente 5 meses) hasta que haya incorporado todas las comidas a su dieta.

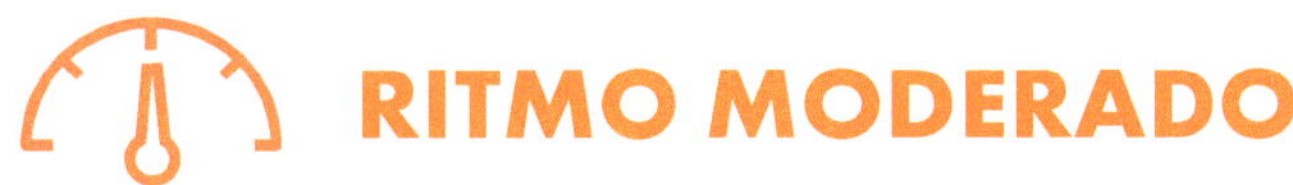

RITMO MODERADO

Las nuevas estrategias dietéticas tardan en desarrollarse. Para garantizar el éxito, considere esta transición a ritmo moderado para incorporar gradualmente las 21 comidas a su plan de nutrición:

Seleccione dos comidas del plan de alimentación para comer la primera semana, y añada dos nuevas comidas semanalmente mientras continúa siempre con las comidas que ya ha empezado. Comience con dos comidas en el día más conveniente para usted y su familia.

Ejemplo:

PRIMERA SEMANA:
Empezar el Desayuno del Día 1 el lunes
Empezar la Cena del Día 1 el lunes

SEGUNDA SEMANA:
Continuar el Desayuno del Día 1 todos los lunes
Continuar la Cena del Día 1 todos los lunes
Empezar el Desayuno del Día 2 el martes
Empezar la Cena del Día 2 el martes

TERCERA SEMANA:
Continuar el Desayuno del Día 1 todos los lunes
Continuar la Cena del Día 1 todos los lunes
Continuar el Desayuno del Día 2 todos los martes
Continuar con la cena del Día 2 todos los martes
Empezar el Desayuno del Día 3 el miércoles
Empezar la Cena del día 3 el miércoles

Continúe con este patrón durante 11 semanas (aproximadamente 2,5 meses) hasta que haya incorporado todas las comidas a su dieta.

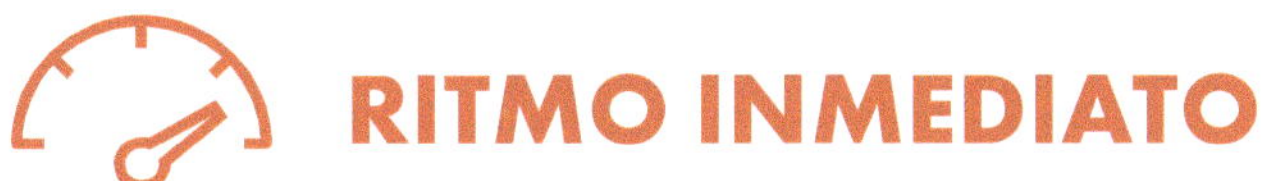

RITMO INMEDIATO

Si dispone de los recursos y el tiempo necesarios, puede optar por consumir inmediatamente todas las comidas del plan de 21 comidas. Incorporar las 21 comidas del plan a la vez requerirá un compromiso y un esfuerzo concertados, especialmente si el plan de comidas representa una transición significativa con respecto a su dieta anterior. Sin embargo, con esta estrategia experimentará una rápida mejora de su salud y energía.

La estrategia Empoderamiento de la Salud también garantiza que los alimentos que consuma se basen en el equilibrio esencial de nutrientes diarios necesarios para mantener una dieta cardiosaludable. Con cada comida y aperitivo se incluyen explicaciones detalladas de por qué cada alimento es cardiosaludable, para que comprenda y se sienta seguro de que todo lo que come fomenta el bienestar.

Además, para cada comida y aperitivo se proporcionan estimaciones del contenido de los alimentos en calorías y macronutrientes, y también se incluye un total diario. Estos valores pueden compararse con las cantidades diarias recomendadas como referencia.

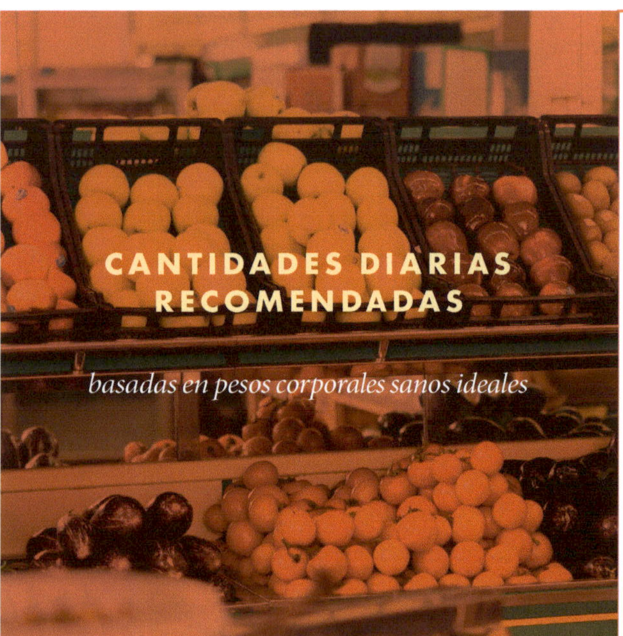

CALORÍAS DIARIAS TOTALES: 2000 – 2500 calorías

TOTAL DIARIO DE PROTEÍNAS MAGRAS (BAJAS EN GRASA): 55 – 60 gramos (gm)

TOTAL DIARIO DE CARBOHIDRATOS COMPLEJOS: 225 – 325 gramos (gm)

TOTAL DIARIO DE GRASAS INSATURADAS (MONO Y POLIINSATURADAS): 45 – 60 gramos (gm)

TOTAL DIARIO DE FIBRA: 25 – 30 gramos (gm)

El plan de nutrición Empoderamiento de la Salud incorpora estrategias basadas en evidencias que hacen hincapié en una dieta baja en sal, baja en calorías y basada principalmente en los alimentos de origen vegetal, compuesta por frutas, verduras, legumbres, nueces, avena, cereales integrales de trigo y afrecho, leche y yogur no lácteos, granola, carbohidratos complejos y aceite de oliva extra virgen, y proteínas cárnicas magras (principalmente pescado) y bebidas sin azúcar. Este plan nutricional proporciona el equilibrio esencial de nutrientes diarios, incluyendo proteínas magras, grasas insaturadas y fibra aumentadas, y las vitaminas, minerales y antioxidantes necesarios para mantener una dieta cardiosaludable, promover el bienestar y reducir significativamente el riesgo de enfermedades cardiovasculares.

Los planes de comidas de Empoderamiento de la Salud deben seguirse lo más estrictamente posible para maximizar los beneficios para la salud.

Cada cena del plan de 21 comidas sigue el modelo del plato perfecto, una estrategia de planificación de comidas que proporciona el equilibrio adecuado de nutrientes y calorías. Incluye medio plato de verduras (una o varias, frías o cocidas), un cuarto de plato de carbohidratos complejos (batatas, arroz integral) y un cuarto de plato de proteína de carne magra (pescado, pechuga de pollo sin piel).

Además de los alimentos, debe beber al menos de ocho a diez vasos (½ galón, 2 litros) de agua al día para gozar de una salud óptima, y para variar sólo sustituya el agua por las bebidas sin azúcar, sin edulcorantes y sin calorías de la Heart Food: Empoderamiento de la Salud Lista de Compra (agua de Seltz, té helado).

NUTRIDATO:

Cuando sea posible, añada jugo de lima recién exprimido (½ lima) al agua que bebe para añadir vitamina C, que es un potente antioxidante que reduce los radicales libres de oxígeno, el estrés oxidativo y la inflamación, lo que previene los daño y lesiones vasculares. Además, el jugo de lima fresca también proporciona potasio y magnesio, minerales esenciales que mantienen el equilibrio adecuado de agua y electrolitos y, por lo tanto, ayudan a reducir la presión arterial y prevenir la hipertensión.

Los Beneficios de las Comidas y Aperitivos que se describen a continuación cada comida y aperitivos garantizan que comprenda en detalle cómo los alimentos que consume proporcionan un equilibrio de nutrientes diseñado para promover el bienestar y prevenir las enfermedades cardiovasculares.

Los Cálculos de las Comidas y los Aperitivos y Del Total Diario son estimaciones del contenido calórico y de macronutrientes basadas en las propiedades de los alimentos y tienen por objeto servirle de guía para que se sienta seguro de que el plan nutricional Empoderamiento de la Salud le proporciona el equilibrio óptimo de energía y macronutrientes en relación con las raciones diarias recomendadas. No se trata de mediciones precisas realizadas científicamente.

DESAYUNO

AVENA CON FRUTA FRESCA

- tazón de 12 onzas de avena tradicional cocida con 1½ tazas de leche no láctea sin azúcar ni saborizante (a base de almendras o avena)
- ½ taza de frambuesas
- ½ guineo
- ½ taza de arándanos

sin azúcar o miel añadida

Beneficios de la Comida

AVENA – contiene una alta concentración de la fibra soluble beta-glucano, que reduce el colesterol LDL (malo), la glucosa en sangre, la presión arterial y el peso corporal y, por lo tanto, ayuda a prevenir la arteriosclerosis, la diabetes, la hipertensión y la obesidad; el beta-glucano también promueve la salud de las bacterias intestinales y la salud intestinal, lo que reduce la inflamación sistémica que contribuye a los daños y lesiones vasculares; también aporta vitamina B1, manganeso y fitonutrientes, potentes antioxidantes que reducen los radicales libres de oxígeno, el estrés oxidativo y la inflamación, lo que previene los daños y lesiones vasculares.

LECHE NO LÁCTEA (A BASE DE ALMENDRAS O AVENA) – no contiene colesterol y es más baja en calorías totales y azúcar que la leche láctea, por lo que reduce el riesgo de arteriosclerosis y diabetes; también aporta proteínas magras y calcio, dos nutrientes que ayudan a mantener una función vascular sana, regular la presión arterial normal y prevenir la hipertensión.

FRAMBUESAS – contienen antocianinas, antioxidantes que reducen los radicales libres del oxígeno, el estrés oxidativo y la inflamación, lo que previene los daños y lesiones vasculares; también aportan una alta concentración de fibra soluble, potasio y manganeso, que reducen el colesterol LDL (malo), la glucosa en sangre, el peso corporal y la presión arterial y, por tanto, ayudan a prevenir la arteriosclerosis, la diabetes, la obesidad y la hipertensión.

GUINEO – contiene vitamina C, un antioxidante que reduce los radicales libres del oxígeno, el estrés oxidativo y la inflamación, lo que previene los daños y lesiones vasculares; también contiene una alta concentración de potasio y fibra, que ayuda a prevenir la hipertensión, la arteriosclerosis, la diabetes y la obesidad al reducir la presión arterial, el colesterol LDL (malo), la glucosa en sangre y el peso corporal.

ARÁNDANOS – contienen la mayor concentración de antioxidantes antocianinas de todas las frutas frescas, reduciendo los radicales libres del oxígeno, el estrés oxidativo y la inflamación, lo que previene los daños y lesiones vasculares; también contienen una alta concentración de vitamina C y fibra soluble, que reduce la presión arterial, el colesterol LDL (malo), la glucosa en sangre y el peso corporal y, por tanto, ayuda a prevenir la hipertensión, la arteriosclerosis, la diabetes y la obesidad.

Cálculos del Desayuno

Total de Comida	Calorias	Proteina Magra	Carbohidratos Complejos	Grasa Insaturada	Fibra
	554	17 gm	110 gm	9 gm	18 gm

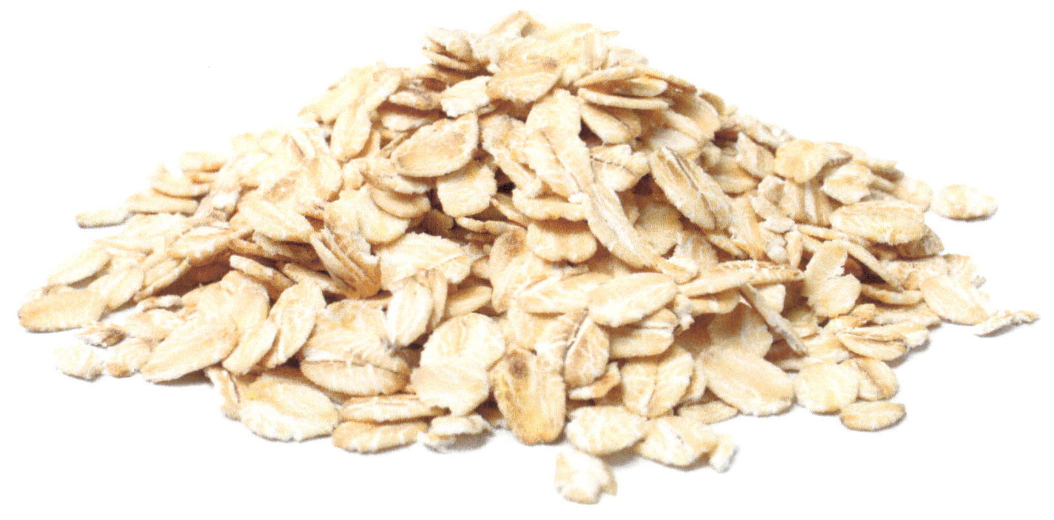

ALMUERZO

ENSALADA DE VERDURAS CON FRIJOLES ROJOS

- 2 tazas de espinacas tiernas
- 1 taza de frijoles rojos (escurra y enjuague con agua fría antes de comer)
- ½ pepino
- ½ taza de tomates
- ½ taza de zanahorias
- ½ cebolla roja en rodajas

Vinagreta de aceite de oliva – mezclar y añadir como aderezo de la ensalada

- 2 cucharadas de aceite de oliva extra virgen
- 1 cucharada de vinagre de vino tinto
- 1 cucharadita de pimienta neg

Beneficios de la Comida

ESPINACAS – contienen fitonutrientes y vitamina C, antioxidantes potentes que reducen los radicales libres del oxígeno, el estrés oxidativo y la inflamación, lo que previene los daños y lesiones vasculares; también aportan vitamina D, calcio y fibra, que reducen la presión arterial, el colesterol LDL (malo), la glucosa en sangre y el peso corporal y, por tanto, ayudan a prevenir la hipertensión, la arteriosclerosis, la diabetes y la obesidad.

FRIJOLES ROJOS – contienen proteínas magras, hierro y fibra soluble, que mantienen una función vascular saludable, previenen la anemia, reducen la presión arterial, el colesterol LDL (malo), la glucosa en sangre y el peso corporal, y por lo tanto ayudan a prevenir la hipertensión, la arteriosclerosis, la diabetes y la obesidad.

PEPINO SIN PELAR (EL HECHO DE PELARLO REDUCE LA CANTIDAD DE FIBRA, VITAMINAS Y MINERALES) – contiene vitamina C, un potente antioxidante que reduce los radicales libres del oxígeno, el estrés oxidativo y la inflamación, lo que previene los daños y lesiones vasculares; aporta magnesio y potasio, minerales esenciales que ayudan a mantener un equilibrio adecuado de agua y electrolitos para mantener una presión arterial normal y prevenir la hipertensión; también aporta fibra, que reduce el colesterol LDL (malo), la glucosa en sangre y el peso corporal y, por tanto, ayuda a prevenir la arteriosclerosis, la diabetes y la obesidad.

TOMATES – contienen licopeno y vitaminas B, C y E, potentes antioxidantes que reducen los radicales libres del oxígeno, el estrés oxidativo y la inflamación, lo que previene los daños y lesiones vasculares; también contienen una alta concentración de potasio, que reduce la presión arterial para prevenir la hipertensión.

ZANAHORIAS – contienen vitaminas A y C y el betacaroteno, potentes antioxidantes que reducen los radicales libres de oxígeno, el estrés oxidativo y la inflamación, lo que previene los daños y lesiones vasculares; también aportan fibra, que reduce el colesterol LDL (malo), la glucosa en sangre, la presión arterial y el peso corporal y, por tanto, ayuda a prevenir la arteriosclerosis, la diabetes, la hipertensión y la obesidad.

CEBOLLAS ROJAS – contienen los potentes antioxidantes quercetina y vitamina C, que reducen los radicales libres del oxígeno, el estrés oxidativo y la inflamación, lo que previene los daños y lesiones vasculares; también aportan calcio y fibra, que reducen la presión arterial, el colesterol LDL (malo), la glucosa en sangre y el peso corporal y, por tanto, ayudan a prevenir la hipertensión, la arteriosclerosis, la diabetes y la obesidad.

ACEITE DE OLIVA – contiene una alta concentración de oleocantal y vitamina E, potentes antioxidantes que reducen los radicales libres del oxígeno, el estrés oxidativo y la inflamación, lo que previene los daños y lesiones vasculares; también aporta una alta concentración de grasas monoinsaturadas, que reducen el colesterol LDL (malo), aumentan el colesterol HDL (bueno) y, por tanto, ayudan a prevenir la arteriosclerosis.

VINAGRE DE VINO TINTO – contiene polifenoles, potentes antioxidantes que reducen los radicales libres de oxígeno, el estrés oxidativo y la inflamación, lo que previene los daños y lesiones vasculares; también contiene ácido acético, que reduce el colesterol LDL (malo), la presión arterial, los niveles de glucosa en sangre y el peso corporal, por lo que ayuda a prevenir la arteriosclerosis, la hipertensión, la diabetes y la obesidad.

PIMIENTA NEGRA – contiene el potente antioxidante piperina, que reduce los radicales libres de oxígeno, el estrés oxidativo y la inflamación, lo que previene los daños y lesiones vasculares; también contiene potasio, calcio y magnesio, minerales esenciales que reducen la presión arterial y los niveles de colesterol LDL (malo) y, por tanto, ayudan a prevenir la hipertensión y la arteriosclerosis.

Cálculos del Almuerzo

Total de Comida	Calorias	Proteina Magra	Carbohidratos Complejos	Grasa Insaturada	Fibra
	422	10 gm	36 gm	28 gm	12 gm

APERITIVO CARDIOSALUDABLE

(puede dividirse entre media mañana y media tarde)

- ½ taza de almendras enteras *(crudas, sin sal ni azúcar/miel añadidas)*

Beneficios del Aperitivo

ALMENDRAS – contienen altos niveles de proteínas magras, grasas insaturadas y fibra, que mantienen una función vascular saludable, reducen el colesterol LDL (malo), la glucosa en sangre y el peso corporal, y por lo tanto ayudan a prevenir la hipertensión, la arteriosclerosis, la diabetes y la obesidad; también aportan cantidades significativas de manganeso y magnesio, minerales esenciales que también ayudan a reducir la presión arterial y el colesterol LDL (malo).

Cálculos del Aperitivo

Total de Comida	Calorias	Proteina Magra	Carbohidratos Complejos	Grasa Insaturada	Fibra
	138	5 gm	0 gm	12 gm	3 gm

CENA

SALMON SALTEADO Y BRÓCOLI AL VAPOR CON AJO Y ARROZ INTEGRAL

- 6 onzas de salmón salteado
- 1 cucharada de aceite de oliva extra virgen (para saltear el salmón)
- medio plato de brócoli al vapor mezclado con 1 diente de ajo picado
- 1 taza de arroz integral
- 1 cucharada de jugo de lima fresco (añadir al salmón o al brócoli)

Sazone las comidas con los condimentos en polvo que prefiera de la lista de la compra – el ajo y la cebolla en polvo sin sal son opciones especialmente saludables. Elimine gradualmente el condimento de los alimentos con sal como se ha descrito anteriormente en la sección Opciones Alimentarias más Saludables.

Beneficios de la Comida

SALMÓN – contiene altas concentraciones de vitaminas B6 y B12, que ayudan a mantener sanos los glóbulos rojos, previenen la anemia y, por lo tanto, reducen el riesgo de los daños y lesiones vasculares; también aporta una alta concentración de grasas poliinsaturadas llamadas ácidos grasos omega-3, que reducen el colesterol LDL (malo), aumentan el colesterol HDL (bueno) y, por lo tanto, ayudan a prevenir la arteriosclerosis.

BRÓCOLI – contiene flavonoides, carotenoides como la luteína y el betacaroteno, y vitamina C, que son poderosos antioxidantes que reducen los radicales libres de oxígeno, el estrés oxidativo y la inflamación, lo que previene los daños y lesiones vasculares; también tiene una alta concentración de fibra soluble, que reduce el colesterol LDL (malo), la glucosa en sangre, la presión arterial y el peso corporal y, por lo tanto, ayuda a prevenir la arteriosclerosis, la diabetes, la hipertensión y la obesidad.

AJO – contiene alicina, un potente antioxidante que reduce los radicales libres del oxígeno, el estrés oxidativo y la inflamación, lo que previene los daños y lesiones vasculares; también contiene vitamina C y fibra, que reduce la presión arterial, el colesterol LDL (malo), la glucosa en sangre y el peso corporal y, por tanto, ayuda a prevenir la hipertensión, la arteriosclerosis, la diabetes y la obesidad.

ARROZ INTEGRAL (GRANO ENTERO, LA MAYORÍA DE LAS VITAMINAS Y MINERALES SE ENCUENTRAN EN LAS DOS CAPAS EXTERNAS DEL ARROZ) – un carbohidrato complejo bajo en el índice glucémico (índice que mide cuánto aumenta un alimento los niveles de azúcar en sangre) y rico en proteínas magras, calcio, hierro, magnesio y fibra soluble, que mantiene la función vascular sana y reduce el colesterol LDL (malo), la glucosa en sangre y el peso corporal, por lo que ayuda a prevenir la hipertensión, la arteriosclerosis, la diabetes y la obesidad; también contiene antioxidantes flavonoides que reducen los radicales libres de oxígeno, el estrés oxidativo y la inflamación, lo que previene los daños y lesiones vasculares.

JUGO DE LIMA, FRESCO – contiene una alta concentración de vitamina C, que es un potente antioxidante que reduce los radicales libres de oxígeno, el estrés oxidativo y la inflamación, lo que previene los daños y lesiones vasculares; también aporta potasio y magnesio, minerales esenciales que mantienen el equilibrio adecuado de agua y electrolitos y, por lo tanto, ayudan a reducir la presión arterial y a prevenir la hipertensión.

ACEITE DE OLIVA – contiene una alta concentración de oleocantal y vitamina E, potentes antioxidantes que reducen los radicales libres del oxígeno, el estrés oxidativo y la inflamación, lo que previene los daños y lesiones vasculares; también aporta una alta concentración de grasas monoinsaturadas, que reducen el colesterol LDL (malo), aumentan el colesterol HDL (bueno) y, por tanto, ayudan a prevenir la arteriosclerosis.

Cálculos de la Cena

Total de Comida	Calorias	Proteina Magra	Carbohidratos Complejos	Grasa Insaturada	Fibra
	660	54 gm	41 gm	31 gm	3 gm

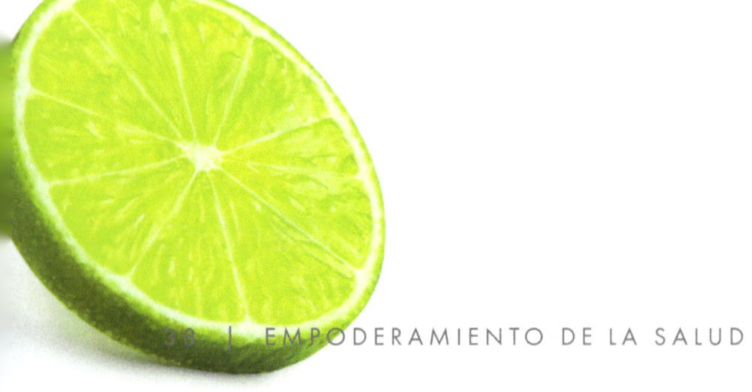

APERITIVO CARDIOSALUDABLE

(comer al menos varias horas antes de irse a dormir)

- ½ taza de uvas rojas
- ½ taza de fresas

Beneficios del Aperitivo

UVAS ROJAS – contienen una alta concentración de potasio, que ayuda a mantener un equilibrio adecuado de agua y electrolitos para mantener una presión arterial normal y prevenir la hipertensión; también contienen resveratrol y vitamina C, potentes antioxidantes que reducen los radicales libres de oxígeno, el estrés oxidativo y la inflamación, lo que previene los daños y lesiones vasculares.

FRESAS – contienen los antioxidantes vitamina C, antocianinas y quercetina, que reducen los radicales libres de oxígeno, el estrés oxidativo y la inflamación, lo que previene los daños y lesiones vasculares; también aportan fibra soluble, que reduce el colesterol LDL (malo), la glucosa en sangre, la presión arterial y el peso corporal y, por tanto, ayuda a prevenir la arteriosclerosis, la diabetes, la hipertensión y la obesidad.

Cálculos del Aperitivo

Total de Comida	Calorias	Proteina Magra	Carbohidratos Complejos	Grasa Insaturada	Fibra
	110	1 gm	27 gm	0 gm	4 gm

Cálculos Totales del Dia

Total de Comida	Calorias	Proteina Magra	Carbohidratos Complejos	Grasa Insaturada	Fibra
	1884	87 gm	214 gm	80 gm	40 gm

DESAYUNO

CEREALES INTEGRALES DE TRIGO RALLADO O AFRECHO RICOS EN FIBRA CON FRUTA FRESCA

- tazón de 12 onzas de cereales integrales de trigo rallado o afrecho con alto fibra
- 1½ tazas de leche no láctea sin azúcar ni saborizante (a base de almendras o avena)
- ½ guineo
- ½ taza de arándanos
- ½ taza de fresas

(sin azúcar o miel añadida)

Beneficios de la Comida

CEREAL INTEGRAL DE TRIGO RALLADO O AFRECHO RICO EN FIBRA – contiene una alta concentración de fibra, que reduce el colesterol LDL (malo), la glucosa en sangre, la presión arterial y el peso corporal y, por lo tanto, ayuda a prevenir la arteriosclerosis, la diabetes, la hipertensión y la obesidad; la fibra también favorece la salud intestinal y de las bacterias intestinales, lo que reduce la inflamación sistémica que contribuye a los daño y lesiones vasculares; también es una excelente fuente de fósforo, que tiene importantes propiedades antioxidantes que reducen los radicales libres de oxígeno, el estrés oxidativo y la inflamación, ayudando a prevenir la arteriosclerosis.

LECHE NO LÁCTEA (A BASE DE ALMENDRAS O AVENA) – no contiene colesterol y es más baja en calorías totales y azúcar que la leche láctea, por lo que reduce el riesgo de arteriosclerosis y diabetes; también aporta proteínas magras y calcio, dos nutrientes que ayudan a mantener una función vascular sana, regular la presión arterial normal y prevenir la hipertensión.

GUINEO – contiene vitamina C, un antioxidante que reduce los radicales libres del oxígeno, el estrés oxidativo y la inflamación, lo que previene los daños y lesiones vasculares; también contiene una alta concentración de potasio y fibra, que ayuda a prevenir la hipertensión, la arteriosclerosis, la diabetes y la obesidad al reducir la presión arterial, el colesterol LDL (malo), la glucosa en sangre y el peso corporal.

ARÁNDANOS – contienen la mayor concentración de antioxidantes antocianinas de todas las frutas frescas, reduciendo los radicales libres del oxígeno, el estrés oxidativo y la inflamación, lo que previene los daños y lesiones vasculares; también contienen una alta concentración de vitamina C y fibra soluble, que reduce la presión arterial, el colesterol LDL (malo), la glucosa en sangre y el peso corporal y, por tanto, ayuda a prevenir la hipertensión, la arteriosclerosis, la diabetes y la obesidad.

FRESAS – contienen los antioxidantes vitamina C, antocianinas y quercetina, que reducen los radicales libres de oxígeno, el estrés oxidativo y la inflamación, lo que previene los daños y lesiones vasculares; también aportan fibra soluble, que reduce el colesterol LDL (malo), la glucosa en sangre, la presión arterial y el peso corporal y, por tanto, ayuda a prevenir la arteriosclerosis, la diabetes, la hipertensión y la obesidad.

Cálculos del Desayuno

Total de Comida	Calorias	Proteina Magra	Carbohidratos Complejos	Grasa Insaturada	Fibra
	596	18 gm	122 gm	6 gm	20 gm

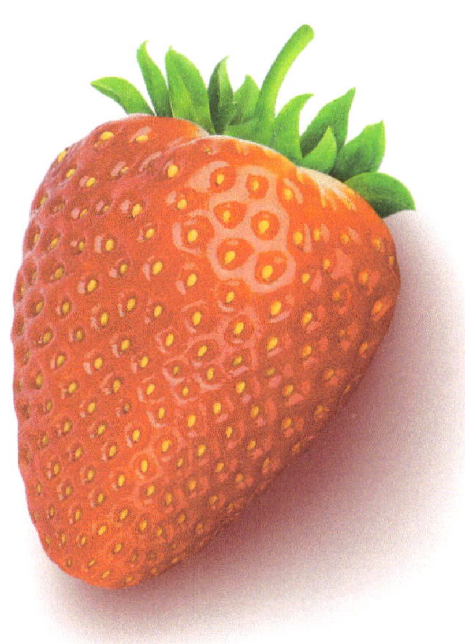

ALMUERZO

ENSALADA DE VERDURAS CON FRIJOLES NEGROS

- 2 tazas de col rizada
- 1 taza de frijoles negros (escurra y enjuague con agua fría antes de comer)
- ½ taza de brócoli crudo
- ½ aguacate
- ½ pimiento verde
- 1 diente de ajo picado

Vinagreta de aceite de oliva – mezclar y añadir como aderezo de la ensalada

- 2 cucharadas de aceite de oliva extra virgen
- 1 cucharada de vinagre de manzana
- 1 cucharadita de orégano

Beneficios de la Comida

COL RIZADA – contiene vitamina C y fitonutrientes, antioxidantes que reducen los radicales libres del oxígeno, el estrés oxidativo y la inflamación, lo que previene los daños y lesiones vasculares; también contiene vitamina D, calcio y fibra, que reducen la presión arterial, el colesterol LDL (malo), la glucosa en sangre y el peso corporal y, por tanto, ayudan a prevenir la hipertensión, la arteriosclerosis, la diabetes y la obesidad.

FRIJOLES NEGROS – contienen proteínas magras, hierro y fibra soluble, que mantienen una función vascular saludable, previenen la anemia, reducen la presión arterial, el colesterol LDL (malo), la glucosa en sangre y el peso corporal, y por lo tanto ayudan a prevenir la hipertensión, la arteriosclerosis, la diabetes y la obesidad.

BRÓCOLI – contiene flavonoides, carotenoides como la luteína y el betacaroteno, y vitamina C, que son poderosos antioxidantes que reducen los radicales libres de oxígeno, el estrés oxidativo y la inflamación, lo que previene los daños y lesiones vasculares; también tiene una alta concentración de fibra soluble, que reduce el colesterol LDL (malo), la glucosa en sangre, la presión arterial y el peso corporal y, por lo tanto, ayuda a prevenir la arteriosclerosis, la diabetes, la hipertensión y la obesidad.

AGUACATE – contiene grasas monoinsaturadas saludables que reducen el colesterol LDL (malo), aumentan el colesterol HDL (bueno) y, por tanto, ayudan a prevenir la arteriosclerosis; aporta los antioxidantes vitaminas C y E y cobre, que reducen los radicales libres de oxígeno, el estrés oxidativo y la inflamación, lo que previene los daños y lesiones vasculares; también aporta manganeso, que reduce la presión arterial y, por tanto, ayuda a prevenir la hipertensión.

PIMIENTO VERDE – contiene altos niveles de los antioxidantes vitaminas C y B6, que reducen los radicales libres de oxígeno, el estrés oxidativo y la inflamación, lo que previene los daño y lesiones vasculares; también aporta potasio y fibra soluble, que reducen la presión arterial, el colesterol LDL (malo), la glucosa en sangre y el peso corporal y, por tanto, ayudan a prevenir la hipertensión, la arteriosclerosis, la diabetes y la obesidad.

AJO – contiene alicina, un potente antioxidante que reduce los radicales libres del oxígeno, el estrés oxidativo y la inflamación, lo que previene los daños y lesiones vasculares; también contiene vitamina C y fibra, que reduce la presión arterial, el colesterol LDL (malo), la glucosa en sangre y el peso corporal y, por

tanto, ayuda a prevenir la hipertensión, la arteriosclerosis, la diabetes y la obesidad.

ACEITE DE OLIVA – contiene una alta concentración de oleocantal y vitamina E, potentes antioxidantes que reducen los radicales libres del oxígeno, el estrés oxidativo y la inflamación, lo que previene los daños y lesiones vasculares; también aporta una alta concentración de grasas monoinsaturadas, que reducen el colesterol LDL (malo), aumentan el colesterol HDL (bueno) y, por tanto, ayudan a prevenir la arteriosclerosis.

VINAGRE DE MANZANA – contiene polifenoles, potentes antioxidantes que reducen los radicales libres de oxígeno, el estrés oxidativo y la inflamación, lo que previene los daños y lesiones vasculares; también contiene ácido acético, que reduce el colesterol LDL (malo), la presión arterial, los niveles de glucosa en sangre y el peso corporal, por lo que ayuda a prevenir la arteriosclerosis, la hipertensión, la diabetes y la obesidad.

ORÉGANO – contiene una alta concentración de polifenoles antioxidantes, incluido el carvacrol, que reducen los radicales libres del oxígeno, el estrés oxidativo y la inflamación, lo que previene los daño y lesiones vasculares; también aporta altos niveles de calcio, que es esencial para la función cardíaca y vascular normal y ayuda a reducir la presión arterial y, por tanto, a prevenir la hipertensión.

Cálculos del Almuerzo

Total de Comida	Calorias	Proteina Magra	Carbohidratos Complejos	Grasa Insaturada	Fibra
	583	16 gm	47 gm	40 gm	22 gm

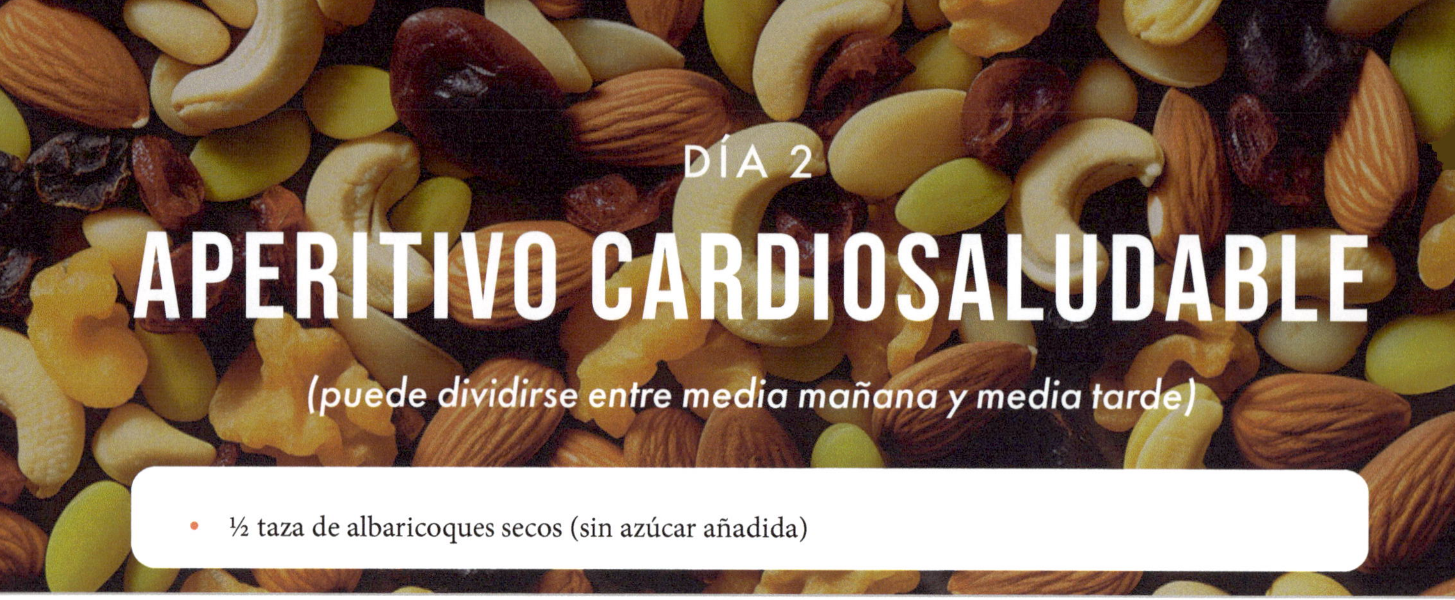

APERITIVO CARDIOSALUDABLE

(puede dividirse entre media mañana y media tarde)

- ½ taza de albaricoques secos (sin azúcar añadida)

Beneficios del Aperitivo

ALBARICOQUES SECOS – contienen una alta concentración de flavonoides y vitaminas A, C y E, potentes antioxidantes que reducen los radicales libres de oxígeno, el estrés oxidativo y la inflamación, lo que previene los daños y lesiones vasculares; también son una excelente fuente de fibra que ayuda a reducir la presión arterial, el colesterol LDL (malo), la glucosa en sangre y el peso corporal.

Cálculos del Aperitivo

Total de Comida	Calorias	Proteina Magra	Carbohidratos Complejos	Grasa Insaturada	Fibra
	200	2 gm	48 gm	0 gm	4 gm

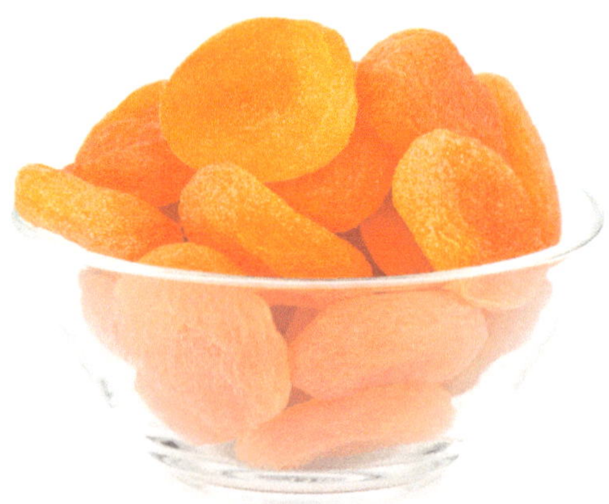

CENA

PECHUGA DE POLLO SIN PIEL AL HORNO Y COL ROJA/LOMBARDA CON BATATA AL HORNO

- 6 onzas de pechuga de pollo sin piel
- 1 taza de col roja/lombarda cruda, rallada y salteada en 2 cucharaditas de aceite de oliva extra virgen y ½ cucharadita de vinagre de manzana mezclado con 1 diente de ajo picado
- ½ cucharadita de pimienta negra (añadir a la col rojo/lombarda salteada)
- 1 cucharada de jugo de lima (añadir al pollo o a la col rojo/lombarda)
- 1 batata al horno

Sazone las comidas con los condimentos en polvo que prefiera de la lista de la compra – el ajo y la cebolla en polvo sin sal son opciones especialmente saludables. Elimine gradualmente el condimento de los alimentos con sal como se ha descrito anteriormente en la sección Opciones Alimentarias más Saludables.

Beneficios de la Comida

PECHUGA DE POLLO SIN PIEL – contiene proteínas magras y principalmente grasas insaturadas, que mantienen una función vascular saludable y ayudan a reducir el colesterol LDL (malo); aporta vitaminas B6 y B12, nutrientes esenciales del complejo B que reducen los niveles de homocisteína (un aminoácido que aumenta el riesgo de enfermedades cardiovasculares cuando está elevado) y previenen la anemia; también aporta potasio y magnesio, minerales esenciales que reducen la presión arterial y, por lo tanto, ayudan a prevenir la hipertensión.

COL ROJA/LOMBARDA – contiene vitamina C, un potente antioxidante que reduce los radicales libres del oxígeno, el estrés oxidativo y la inflamación, lo que previene los daño y lesiones vasculares; también aporta fibra soluble que reduce el colesterol LDL (malo), la glucosa en sangre, la presión arterial y el peso corporal, por lo que ayuda a prevenir la arteriosclerosis, la hipertensión diabetes y la obesidad.

AJO – contiene alicina, un potente antioxidante que reduce los radicales libres del oxígeno, el estrés oxidativo y la inflamación, lo que previene los daños y lesiones vasculares; también contiene vitamina C y fibra, que reduce la presión arterial, el colesterol LDL (malo), la glucosa en sangre y el peso corporal y, por tanto, ayuda a prevenir la hipertensión, la arteriosclerosis, la diabetes y la obesidad.

JUGO DE LIMA, FRESCO – contiene una alta concentración de vitamina C, que es un potente antioxidante que reduce los radicales libres de oxígeno, el estrés oxidativo y la inflamación, lo que previene los daños y lesiones vasculares; también aporta potasio y magnesio, minerales esenciales que mantienen el equilibrio adecuado de agua y electrolitos y, por lo tanto, ayudan a reducir la presión arterial y a prevenir la hipertensión.

PIMIENTA NEGRA – contiene el potente antioxidante piperina, que reduce los radicales libres de oxígeno, el estrés oxidativo y la inflamación, lo que previene los daños y lesiones vasculares; también contiene potasio, calcio y magnesio, minerales esenciales que reducen la presión arterial y los niveles de colesterol LDL (malo) y, por tanto, ayudan a prevenir la hipertensión y la arteriosclerosis.

BATATA – contiene betacaroteno y vitaminas B6 y C, antioxidantes que reducen los radicales libres del oxígeno, el estrés oxidativo y la inflamación, lo que previene los daño y lesiones vasculares; aporta calcio, potasio y magnesio, minerales esenciales que

mantienen una función vascular saludable y reducen la presión arterial, lo que ayuda a prevenir la hipertensión; también aporta fibra soluble, que reduce el colesterol LDL (malo), la glucosa en sangre, la presión arterial y el peso corporal, por lo que también ayuda a prevenir la arteriosclerosis, la diabetes, la hipertensión y la obesidad.

ACEITE DE OLIVA – contiene una alta concentración de oleocantal y vitamina E, potentes antioxidantes que reducen los radicales libres del oxígeno, el estrés oxidativo y la inflamación, lo que previene los daños y lesiones vasculares; también aporta una alta concentración de grasas monoinsaturadas, que reducen el colesterol LDL (malo), aumentan el colesterol HDL (bueno) y, por tanto, ayudan a prevenir la arteriosclerosis.

VINAGRE DE MANZANA – contiene polifenoles, potentes antioxidantes que reducen los radicales libres de oxígeno, el estrés oxidativo y la inflamación, lo que previene los daños y lesiones vasculares; también contiene ácido acético, que reduce el colesterol LDL (malo), la presión arterial, los niveles de glucosa en sangre y el peso corporal, por lo que ayuda a prevenir la arteriosclerosis, la hipertensión, la diabetes y la obesidad.

Cálculos de la Cena

Total de Comida	Calorias	Proteina Magra	Carbohidratos Complejos	Grasa Insaturada	Fibra
	385	41 gm	22 gm	14 gm	3 gm

APERITIVO CARDIOSALUDABLE

(comer al menos varias horas antes de irse a dormir)

- ½ taza de frambuesas
- ½ manzana

Beneficios del Aperitivo

FRAMBUESAS – contienen antocianinas, antioxidantes que reducen los radicales libres del oxígeno, el estrés oxidativo y la inflamación, lo que previene los daños y lesiones vasculares; también aportan una alta concentración de fibra soluble, potasio y manganeso, que reducen el colesterol LDL (malo), la glucosa en sangre, el peso corporal y la presión arterial y, por tanto, ayudan a prevenir la arteriosclerosis, la diabetes, la obesidad y la hipertensión.

MANZANA – contiene una alta concentración de vitaminas C y B6, potentes antioxidantes que reducen los radicales libres de oxígeno, el estrés oxidativo y la inflamación, lo que previene los daños y lesiones vasculares; también contiene magnesio y fibra, que reducen la presión arterial, el colesterol LDL (malo), la glucosa en sangre y el peso corporal y, por tanto, ayudan a prevenir la hipertensión, la arteriosclerosis, la diabetes y la obesidad.

Cálculos del Aperitivo

Total de Comida	Calorias	Proteina Magra	Carbohidratos Complejos	Grasa Insaturada	Fibra
	85	1 gm	22 gm	0 gm	6 gm

Cálculos Totales del Día

Total de Comida	Calorias	Proteina Magra	Carbohidratos Complejos	Grasa Insaturada	Fibra
	1822	78 gm	261 gm	60 gm	55 gm

DESAYUNO

YOGUR NO LÁCTEO CON GRANOLA Y FRUTA FRESCA

- tazón de 12 onzas de yogur no lácteo sin azúcar ni saborizante (a base de almendras o avena)
- ½ taza de granola de avena integral clásica
- ½ naranja
- ½ taza de fresas
- ½ manzana

(sin azúcar o miel añadida)

Beneficios de la Comida

YOGUR NO LÁCTEO – contiene proteínas magras, que mantienen una función vascular saludable; aporta calcio y fibra, que reducen la presión arterial, el colesterol LDL (malo), la glucosa en sangre y el peso corporal y, por lo tanto, ayuda a prevenir la hipertensión, la arteriosclerosis, la diabetes y la obesidad; aporta grasas insaturadas saludables, que reducen el colesterol LDL (malo), aumentan el colesterol HDL (bueno) y ayudan a prevenir la arteriosclerosis; también contiene probióticos, que mantienen las bacterias intestinales sanas y la salud intestinal, lo que reduce la inflamación sistémica que contribuye a los daño y lesiones vasculares.

GRANOLA – contiene una alta concentración de fibra soluble, que reduce el colesterol LDL (malo), la glucosa en sangre, la presión arterial y el peso corporal y, por lo tanto, ayuda a prevenir la arteriosclerosis, la diabetes, la hipertensión y la obesidad; la fibra soluble también promueve bacterias intestinales saludables y la salud intestinal, lo que reduce la inflamación sistémica que contribuye a los daño y lesiones vasculares; también contribuye vitamina B1, manganeso y fitonutrientes, potentes antioxidantes que reducen los radicales libres de oxígeno, el estrés oxidativo y la inflamación, lo que previene los daño y lesiones vasculares.

NARANJA – contiene un alto nivel de vitamina C, un antioxidante que reduce los radicales libres de oxígeno, el estrés oxidativo y la inflamación, lo que previene los daño y lesiones vasculares; también contiene potasio y fibra soluble, que ayuda a mantener un equilibrio adecuado de agua y electrolitos para reducir la presión arterial, y disminuye el colesterol LDL (malo), la glucosa en sangre y el peso corporal, lo que ayuda a prevenir la hipertensión, la arteriosclerosis, la diabetes y la obesidad.

FRESAS – contienen los antioxidantes vitamina C, antocianinas y quercetina, que reducen los radicales libres de oxígeno, el estrés oxidativo y la inflamación, lo que previene los daños y lesiones vasculares; también aportan fibra soluble, que reduce el colesterol LDL (malo), la glucosa en sangre, la presión arterial y el peso corporal y, por tanto, ayuda a prevenir la arteriosclerosis, la diabetes, la hipertensión y la obesidad.

MANZANA – contiene una alta concentración de vitaminas C y B6, potentes antioxidantes que reducen los radicales libres de oxígeno, el estrés oxidativo y la inflamación, lo que previene los daños y lesiones vasculares; también contiene magnesio y fibra, que reducen la presión arterial, el colesterol LDL (malo), la glucosa en sangre y el peso corporal y, por tanto, ayudan a prevenir la hipertensión, la arteriosclerosis, la diabetes y la obesidad.

Cálculos del Desayuno

Total de Comida	Calorias	Proteina Magra	Carbohidratos Complejos	Grasa Insaturada	Fibra
	543	17 gm	58 gm	30 gm	21 gm

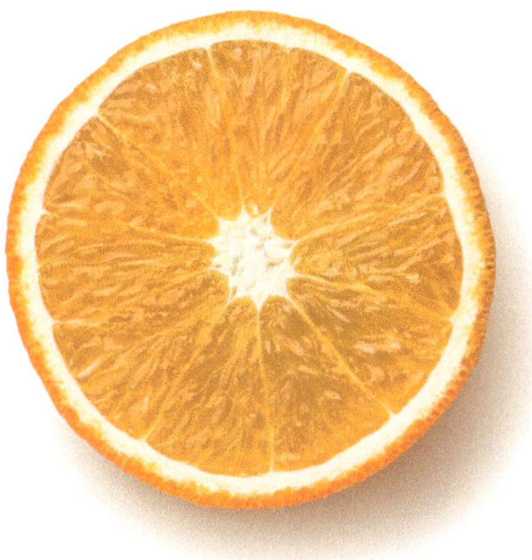

ALMUERZO

ENSALADA DE VERDURAS CON GARBANZOS

- 2 tazas de espinacas tiernas
- 1 taza de garbanzos (escurra y enjuague con agua fría antes de comer)
- ½ pimiento rojo
- ½ cebolla roja en rodajas
- ½ aguacate
- ½ taza de tomates

Vinagreta de aceite de oliva – mezclar y añadir como aderezo de la ensalada

- 2 cucharadas de aceite de oliva virgen extra
- 1 cucharada de vinagre de vino tinto
- 1 cucharadita de pimentón (paprika en inglés)

Beneficios de la Comida

ESPINACAS – contienen fitonutrientes y vitamina C, antioxidantes potentes que reducen los radicales libres del oxígeno, el estrés oxidativo y la inflamación, lo que previene los daños y lesiones vasculares; también aportan vitamina D, calcio y fibra, que reducen la presión arterial, el colesterol LDL (malo), la glucosa en sangre y el peso corporal y, por tanto, ayudan a prevenir la hipertensión, la arteriosclerosis, la diabetes y la obesidad.

GARBANZOS – contienen proteínas magras, hierro y fibra soluble, que mantienen una función vascular saludable, previenen la anemia, reducen la presión arterial, el colesterol LDL (malo), la glucosa en sangre y el peso corporal, y por lo tanto ayudan a prevenir la hipertensión, la arteriosclerosis, la diabetes y la obesidad.

PIMIENTO ROJO – contiene altos niveles de antioxidantes, vitaminas C y B6, que reducen los radicales libres de oxígeno, el estrés oxidativo y la inflamación, lo que previene los daño y lesiones vasculares; también aporta potasio y fibra soluble, que reducen la presión arterial, el colesterol LDL (malo), la glucosa en sangre y el peso corporal y, por tanto, ayudan a prevenir la hipertensión, la arteriosclerosis, la diabetes y la obesidad.

CEBOLLAS ROJAS – contienen los potentes antioxidantes quercetina y vitamina C, que reducen los radicales libres del oxígeno, el estrés oxidativo y la inflamación, lo que previene el daño y las lesiones vasculares; también aportan calcio y fibra, que reducen la presión arterial, el colesterol LDL (malo), la glucosa en sangre y el peso corporal y, por tanto, ayudan a prevenir la hipertensión, la arteriosclerosis, la diabetes y la obesidad.

AGUACATE – contiene grasas monoinsaturadas saludables que reducen el colesterol LDL (malo), aumentan el colesterol HDL (bueno) y, por tanto, ayudan a prevenir la arteriosclerosis; aporta los antioxidantes vitaminas C y E y cobre, que reducen los radicales libres de oxígeno, el estrés oxidativo y la inflamación, lo que previene los daños y lesiones vasculares; también aporta manganeso, que reduce la presión arterial y, por tanto, ayuda a prevenir la hipertensión.

TOMATES – contienen licopeno y vitaminas B, C y E, potentes antioxidantes que reducen los radicales libres del oxígeno, el estrés oxidativo y la inflamación,

lo que previene los daños y lesiones vasculares; también contienen una alta concentración de potasio, que reduce la presión arterial para prevenir la hipertensión.

VINAGRE DE VINO TINTO – contiene polifenoles, potentes antioxidantes que reducen los radicales libres de oxígeno, el estrés oxidativo y la inflamación, lo que previene los daños y lesiones vasculares; también contiene ácido acético, que reduce el colesterol LDL (malo), la presión arterial, los niveles de glucosa en sangre y el peso corporal, por lo que ayuda a prevenir la arteriosclerosis, la hipertensión, la diabetes y la obesidad.

ACEITE DE OLIVA – contiene una alta concentración de oleocantal y vitamina E, potentes antioxidantes que reducen los radicales libres del oxígeno, el estrés oxidativo y la inflamación, lo que previene los daños y lesiones vasculares; también aporta una alta concentración de grasas monoinsaturadas, que reducen el colesterol LDL (malo), aumentan el colesterol HDL (bueno) y, por tanto, ayudan a prevenir la arteriosclerosis.

PIMENTÓN (PAPRIKA EN INGLÉS) – contiene carotenoides y vitaminas A, B6, C y E, potentes antioxidantes que reducen los radicales libres del oxígeno, el estrés oxidativo y la inflamación, lo que previene los daños y lesiones vasculares; también aporta potasio, que disminuye la presión arterial y, por tanto, ayuda a prevenir la hipertensión.

Cálculos del Almuerzo

Total de Comida	Calorias	Proteina Magra	Carbohidratos Complejos	Grasa Insaturada	Fibra
	641	17 gm	60 gm	41 gm	22 gm

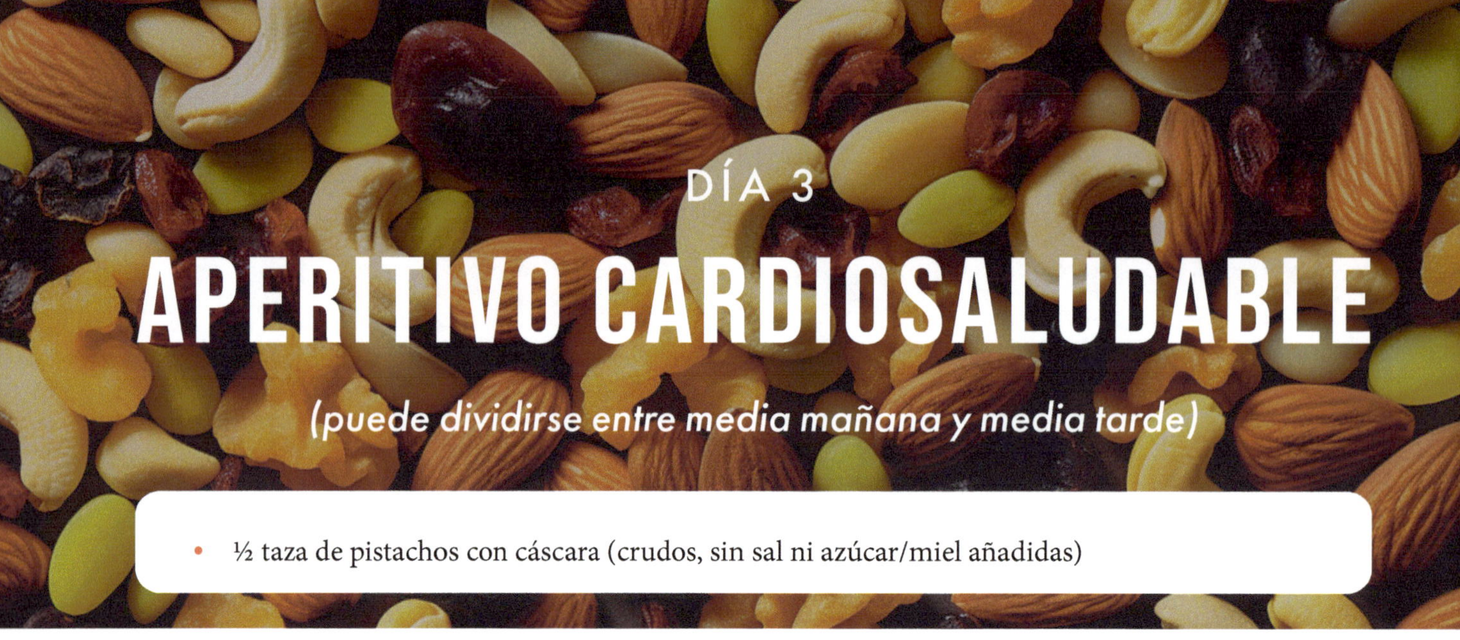

APERITIVO CARDIOSALUDABLE

(puede dividirse entre media mañana y media tarde)

- ½ taza de pistachos con cáscara (crudos, sin sal ni azúcar/miel añadidas)

Beneficios del Aperitivo

PISTACHOS – las nueces bajos en calorías que proporcionan una excelente fuente de fósforo y vitaminas B1 y B6, que tienen importantes propiedades antioxidantes y antiinflamatorias que reducen los radicales libres de oxígeno, el estrés oxidativo y la inflamación, ayudando a prevenir los daño y lesiones vasculares; también contienen altos niveles de proteínas magras, grasas insaturadas y fibra, que mantiene la función vascular saludable y reduce el colesterol LDL (malo), la presión arterial, la glucosa en sangre y el peso corporal.

Cálculos del Aperitivo

Total de Comida	Calorias	Proteina Magra	Carbohidratos Complejos	Grasa Insaturada	Fibra
	160	6 gm	8 gm	13 gm	3 gm

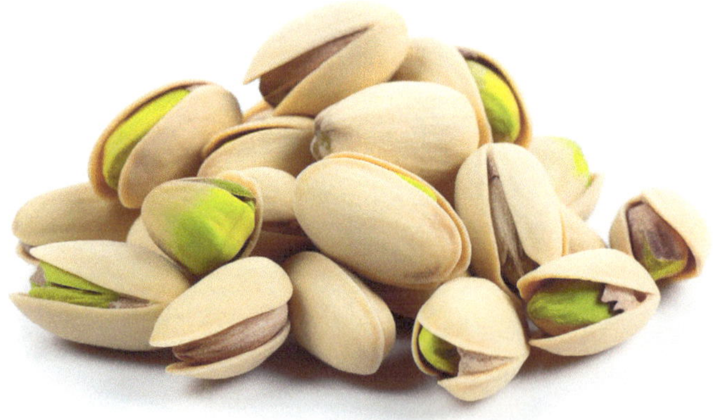

CENA

FILETE DE LOMO DE BACALAO SALTEADO Y SALTEADO DE TOMATES, CEBOLLAS Y PIMIENTOS CON ARROZ INTEGRAL

- 6 onzas de filete de lomo de bacalao
- 1 cucharada de aceite de oliva extra virgen (para saltear el filete de lomo de bacalao y las verduras)
- 1 taza de tomates
- ½ cebolla roja en rodajas
- ½ pimiento verde
- 1 diente de ajo picado
- 1 cucharadita de orégano
- ½ cucharadita de pimienta negra
- ½ taza de arroz integral

Sazone las comidas con los condimentos en polvo que prefiera de la lista de la compra – el ajo y la cebolla en polvo sin sal son opciones especialmente saludables. Elimine gradualmente el condimento de los alimentos con sal como se ha descrito anteriormente en la sección Opciones Alimentarias más Saludables.

Beneficios de la Comida

BACALAO – contiene proteínas magras y altas concentraciones de vitaminas B6 y B12, que ayudan a mantener una función vascular saludable, previenen la anemia y, por lo tanto, reducen el riesgo de daños y lesiones vasculares; aporta una alta concentración de grasas poliinsaturadas llamadas ácidos grasos omega-3, que reducen el colesterol LDL (malo), aumentan el colesterol HDL (bueno) y, por lo tanto, ayudan a prevenir la arteriosclerosis; también aporta fósforo, un antioxidante que reduce los radicales libres de oxígeno, el estrés oxidativo y la inflamación, lo que previene los daños y lesiones vasculares.

TOMATES – contienen licopeno y vitaminas B, C y E, potentes antioxidantes que reducen los radicales libres del oxígeno, el estrés oxidativo y la inflamación, lo que previene los daños y lesiones vasculares; también contienen una alta concentración de potasio, que reduce la presión arterial para prevenir la hipertensión.

CEBOLLAS ROJAS – contienen los potentes antioxidantes quercetina y vitamina C, que reducen los radicales libres del oxígeno, el estrés oxidativo y la inflamación, lo que previene los daños y lesiones vasculares; también aportan calcio y fibra, que reducen la presión arterial, el colesterol LDL (malo), la glucosa en sangre y el peso corporal y, por tanto, ayudan a prevenir la hipertensión, la arteriosclerosis, la diabetes y la obesidad.

PIMIENTO VERDE – contiene altos niveles de antioxidantes, vitaminas C y B6, que reducen los radicales libres de oxígeno, el estrés oxidativo y la inflamación, lo que previene los daño y lesiones vasculares; también aporta potasio y fibra soluble, que reducen la presión arterial, el colesterol LDL (malo), la glucosa en sangre y el peso corporal y, por tanto, ayudan a prevenir la hipertensión, la arteriosclerosis, la diabetes y la obesidad.

AJO – contiene alicina, un potente antioxidante que reduce los radicales libres del oxígeno, el estrés oxidativo y la inflamación, lo que previene los daños y lesiones vasculares; también contiene vitamina C y fibra, que reduce la presión arterial, el colesterol LDL (malo), la glucosa en sangre y el peso corporal y, por tanto, ayuda a prevenir la hipertensión, la arteriosclerosis, la diabetes y la obesidad.

ARROZ INTEGRAL (GRANO ENTERO, LA MAYORÍA DE LAS VITAMINAS Y MINERALES SE ENCUENTRAN EN LAS DOS CAPAS EXTERNAS DEL ARROZ) – un carbohidrato complejo bajo en el índice glucémico (índice que mide cuánto aumenta un alimento los niveles de azúcar en sangre) y rico en proteínas magras, calcio, hierro, magnesio y fibra soluble, que mantiene la función vascular sana y reduce el colesterol LDL (malo), la glucosa en sangre y el peso corporal, por lo que ayuda a prevenir la hipertensión, la arteriosclerosis, la diabetes y la obesidad; también contiene antioxidantes flavonoides que reducen los radicales libres de oxígeno, el estrés oxidativo y la inflamación, lo que previene los daños y lesiones vasculares.

ACEITE DE OLIVA – contiene una alta concentración de oleocantal y vitamina E, potentes antioxidantes que reducen los radicales libres del oxígeno, el estrés oxidativo y la inflamación, lo que previene los daños y lesiones vasculares; también aporta una alta concentración de grasas monoinsaturadas, que reducen el colesterol LDL (malo), aumentan el colesterol HDL (bueno) y, por tanto, ayudan a prevenir la arteriosclerosis.

ORÉGANO – contiene una alta concentración de polifenoles antioxidantes, incluido el carvacrol, que reducen los radicales libres del oxígeno, el estrés oxidativo y la inflamación, lo que previene los daño y lesiones vasculares; también aporta altos niveles de calcio, que es esencial para la función cardíaca y vascular normal y ayuda a reducir la presión arterial y, por tanto, a prevenir la hipertensión.

PIMIENTA NEGRA – contiene el potente antioxidante piperina, que reduce los radicales libres de oxígeno, el estrés oxidativo y la inflamación, lo que previene los daños y lesiones vasculares; también contiene potasio, calcio y magnesio, minerales esenciales que reducen la presión arterial y los niveles de colesterol LDL (malo) y, por tanto, ayudan a prevenir la hipertensión y la arteriosclerosis.

Cálculos de la Cena

Total de Comida	Calorias	Proteina Magra	Carbohidratos Complejos	Grasa Insaturada	Fibra
	436	46 gm	29 gm	16 gm	4 gm

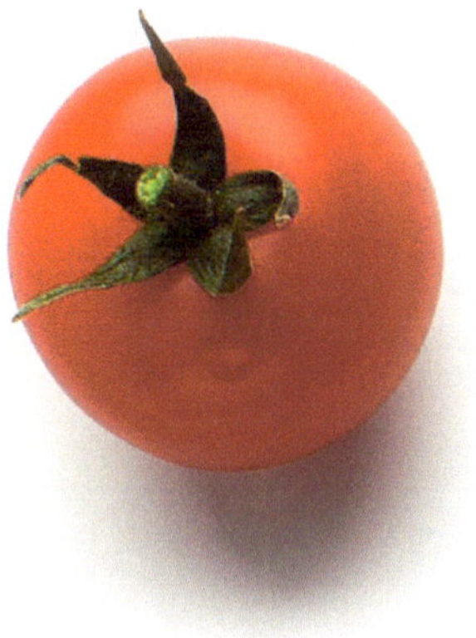

APERITIVO CARDIOSALUDABLE

(comer al menos varias horas antes de irse a dormir)

- ½ taza de uvas rojas
- ½ guineo

Beneficios del Aperitivo

UVAS ROJAS – contienen una alta concentración de potasio, que ayuda a mantener un equilibrio adecuado de agua y electrolitos para mantener una presión arterial normal y prevenir la hipertensión; también contienen resveratrol y vitamina C, potentes antioxidantes que reducen los radicales libres de oxígeno, el estrés oxidativo y la inflamación, lo que previene los daños y lesiones vasculares.

GUINEO – contiene vitamina C, un antioxidante que reduce los radicales libres del oxígeno, el estrés oxidativo y la inflamación, lo que previene los daños y lesiones vasculares; también contiene una alta concentración de potasio y fibra, que ayuda a prevenir la hipertensión, la arteriosclerosis, la diabetes y la obesidad al reducir la presión arterial, el colesterol LDL (malo), la glucosa en sangre y el peso corporal.

Cálculos del Aperitivo

Total de Comida	Calorias	Proteina Magra	Carbohidratos Complejos	Grasa Insaturada	Fibra
	113	2 gm	28 gm	0 gm	3 gm

Cálculos Totales del Dia

Total de Comida	Calorias	Proteina Magra	Carbohidratos Complejos	Grasa Insaturada	Fibra
	1893	88 gm	183 gm	100 gm	53 gm

DESAYUNO

AVENA CON FRUTA FRESCA

- tazón de 12 onzas de avena tradicional cocida con 1½ tazas de leche no láctea sin azúcar ni saborizante (a base de almendras o avena)
- ½ taza de frambuesas
- ½ guineo
- ½ manzana

(sin azúcar o miel añadida)

Beneficios de la Comida

AVENA – contiene una alta concentración de la fibra soluble beta-glucano, que reduce el colesterol LDL (malo), la glucosa en sangre, la presión arterial y el peso corporal y, por lo tanto, ayuda a prevenir la arteriosclerosis, la diabetes, la hipertensión y la obesidad; el beta-glucano también promueve la salud de las bacterias intestinales y la salud intestinal, lo que reduce la inflamación sistémica que contribuye a los daños y lesiones vasculares; también aporta vitamina B1, manganeso y fitonutrientes, potentes antioxidantes que reducen los radicales libres de oxígeno, el estrés oxidativo y la inflamación, lo que previene los daños y lesiones vasculares.

LECHE NO LÁCTEA (A BASE DE ALMENDRAS O AVENA) – no contiene colesterol y es más baja en calorías totales y azúcar que la leche láctea, por lo que reduce el riesgo de arteriosclerosis y diabetes; también aporta proteínas magras y calcio, dos nutrientes que ayudan a mantener una función vascular sana, regular la presión arterial normal y prevenir la hipertensión.

FRAMBUESAS – contienen antocianinas, antioxidantes que reducen los radicales libres del oxígeno, el estrés oxidativo y la inflamación, lo que previene los daños y lesiones vasculares; también aportan una alta concentración de fibra soluble, potasio y manganeso, que reducen el colesterol LDL (malo), la glucosa en sangre, el peso corporal y la presión arterial y, por tanto, ayudan a prevenir la arteriosclerosis, la diabetes, la obesidad y la hipertensión.

GUINEO – contiene vitamina C, un antioxidante que reduce los radicales libres del oxígeno, el estrés oxidativo y la inflamación, lo que previene los daños y lesiones vasculares; también contiene una alta concentración de potasio y fibra, que ayuda a prevenir la hipertensión, la arteriosclerosis, la diabetes y la obesidad al reducir la presión arterial, el colesterol LDL (malo), la glucosa en sangre y el peso corporal.

MANZANA – contiene una alta concentración de vitaminas C y B6, potentes antioxidantes que reducen los radicales libres de oxígeno, el estrés oxidativo y la inflamación, lo que previene los daños y lesiones vasculares; también contiene magnesio y fibra, que reducen la presión arterial, el colesterol LDL (malo), la glucosa en sangre y el peso corporal y, por tanto, ayudan a prevenir la hipertensión, la arteriosclerosis, la diabetes y la obesidad.

Calculos del Desayuno

Total de Comida	Calorias	Proteina Magra	Carbohidratos Complejos	Grasa Insaturada	Fibra
	560	17 gm	112 gm	9 gm	19 gm

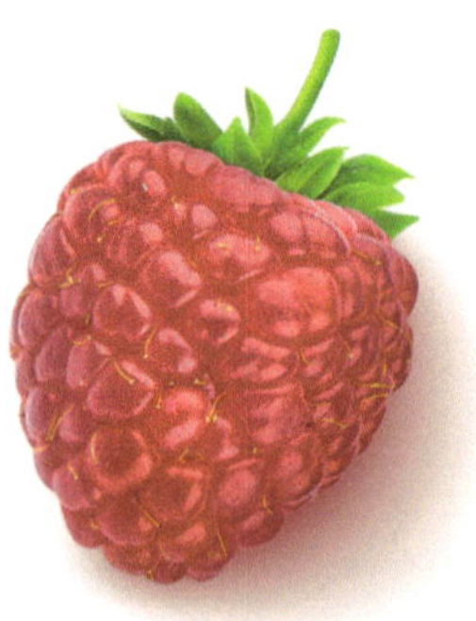

ALMUERZO

ENSALADA DE VERDURAS CON FRIJOLES ROJOS

- 2 tazas de col rizada
- 1 taza de frijoles rojos (escurra y enjuague con agua fría antes de comer)
- 1 diente de ajo picado
- ½ taza de brócoli crudo
- ½ taza de zanahorias
- ½ pepino

Vinagreta de aceite de oliva – mezclar y añadir como aderezo de la ensalada

- 2 cucharadas de aceite de oliva extra virgen
- 1 cucharada de vinagre de manzana
- 1 cucharadita de comino

Beneficios de la Comida

COL RIZADA – contiene vitamina C y fitonutrientes, antioxidantes que reducen los radicales libres del oxígeno, el estrés oxidativo y la inflamación, lo que previene los daños y lesiones vasculares; también contiene vitamina D, calcio y fibra, que reducen la presión arterial, el colesterol LDL (malo), la glucosa en sangre y el peso corporal y, por tanto, ayudan a prevenir la hipertensión, la arteriosclerosis, la diabetes y la obesidad.

FRIJOLES ROJOS – contienen proteínas magras, hierro y fibra soluble, que mantienen una función vascular saludable, previenen la anemia, reducen la presión arterial, el colesterol LDL (malo), la glucosa en sangre y el peso corporal, y por lo tanto ayudan a prevenir la hipertensión, la arteriosclerosis, la diabetes y la obesidad.

AJO – contiene alicina, un potente antioxidante que reduce los radicales libres del oxígeno, el estrés oxidativo y la inflamación, lo que previene los daños y lesiones vasculares; también contiene vitamina C y fibra, que reduce la presión arterial, el colesterol LDL (malo), la glucosa en sangre y el peso corporal y, por tanto, ayuda a prevenir la hipertensión, la arteriosclerosis, la diabetes y la obesidad.

BRÓCOLI – contiene flavonoides, carotenoides como la luteína y el betacaroteno, y vitamina C, que son poderosos antioxidantes que reducen los radicales libres de oxígeno, el estrés oxidativo y la inflamación, lo que previene los daños y lesiones vasculares; también tiene una alta concentración de fibra soluble, que reduce el colesterol LDL (malo), la glucosa en sangre, la presión arterial y el peso corporal y, por lo tanto, ayuda a prevenir la arteriosclerosis, la diabetes, la hipertensión y la obesidad.

ZANAHORIAS – contienen vitaminas A y C y el betacaroteno, potentes antioxidantes que reducen los radicales libres de oxígeno, el estrés oxidativo y la inflamación, lo que previene los daños y lesiones vasculares; también aportan fibra, que reduce el colesterol LDL (malo), la glucosa en sangre, la presión arterial y el peso corporal y, por tanto, ayuda a prevenir la arteriosclerosis, la diabetes, la hipertensión y la obesidad.

PEPINO SIN PELAR (EL HECHO DE PELARLO REDUCE LA CANTIDAD DE FIBRA, VITAMINAS Y MINERALES) – contiene vitamina C, un potente antioxidante que reduce los radicales libres del oxígeno, el estrés oxidativo y la inflamación, lo que previene los daños y lesiones vasculares; aporta magnesio y potasio, minerales esenciales que ayudan a mantener un equilibrio adecuado de agua y electrolitos para mantener una presión arterial normal y prevenir la hipertensión; también aporta fibra, que reduce el colesterol LDL (malo), la glucosa en sangre y el peso corporal y, por tanto, ayuda a prevenir la arteriosclerosis, la diabetes y la obesidad.

ACEITE DE OLIVA – contiene una alta concentración de oleocantal y vitamina E, potentes antioxidantes que reducen los radicales libres del oxígeno, el estrés oxidativo y la inflamación, lo que previene los daños y lesiones vasculares; también aporta una alta concentración de grasas monoinsaturadas, que reducen el colesterol LDL (malo), aumentan el colesterol HDL (bueno) y, por tanto, ayudan a prevenir la arteriosclerosis.

VINAGRE DE MANZANA – contiene polifenoles, potentes antioxidantes que reducen los radicales libres de oxígeno, el estrés oxidativo y la inflamación, lo que previene los daños y lesiones vasculares; también contiene ácido acético, que reduce el colesterol LDL (malo), la presión arterial, los niveles de glucosa en sangre y el peso corporal, por lo que ayuda a prevenir la arteriosclerosis, la hipertensión, la diabetes y la obesidad.

COMINO – contiene polifenoles y flavonoides, antioxidantes que reducen los radicales libres del oxígeno, el estrés oxidativo y la inflamación, lo que previene los daño y lesiones vasculares; también aporta altos niveles de hierro, que previene la anemia y mantiene una función vascular saludable, por lo que ayuda a prevenir la arteriosclerosis y la hipertensión.

Cálculos del Almuerzo

Total de Comida	Calorias	Proteina Magra	Carbohidratos Complejos	Grasa Insaturada	Fibra
	428	11 gm	36 gm	29 gm	13 gm

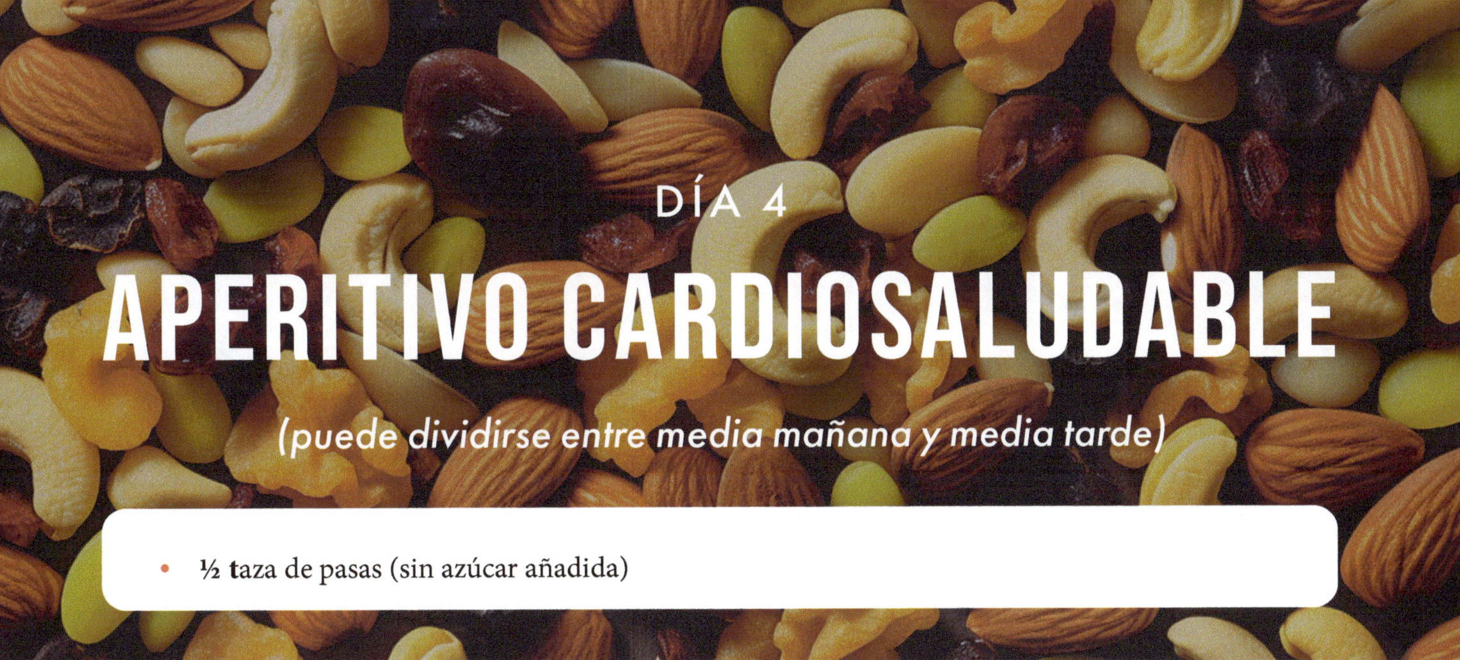

- ½ **t**aza de pasas (sin azúcar añadida)

Beneficios del Aperitivo

PASAS: contienen una alta concentración de fito-nutrientes, potentes antioxidantcs quc rcduccn los radicales libres del oxígeno, el estrés oxidativo y la inflamación, lo que previene los daño y lesiones vas-culares; contienen una alta concentración de potasio, que reduce la presión arterial para prevenir la hiper-tcnsión; también proporcionan una buena fuente de fibra, que reduce el colesterol LDL (malo), la glucosa en sangre y el peso corporal.

Cálculos del Aperitivo

Total de Comida	Calorias	Proteina Magra	Carbohidratos Complejos	Grasa Insaturada	Fibra
	240	2 gm	62 gm	0 gm	4 gm

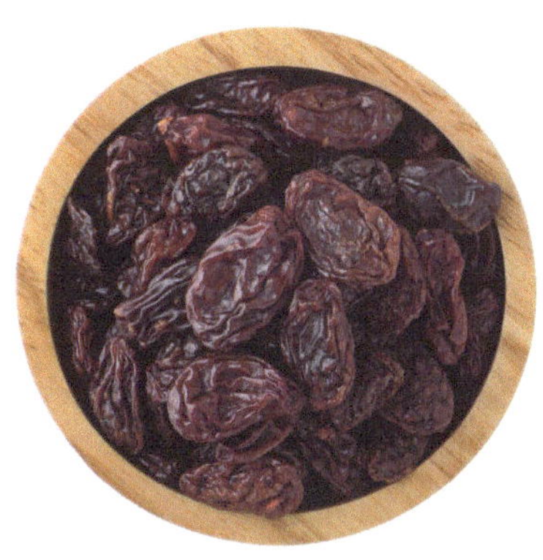

CENA

TILAPIA SALTEADA Y ENSALADA DE AGUACATE, TOMATE Y CEBOLLA ROJA CON BATATA

- 8 onzas de filete de tilapia salteado
- 1 cucharada de aceite de oliva extra virgen (para saltear la tilapia)
- ½ aguacate
- ½ taza de tomates
- ½ cebolla roja, en rodajas
- 1 cucharada de jugo de lima fresco (añadir a la ensalada de verduras)
- 1 batata machacada

Sazone las comidas con los condimentos en polvo que prefiera de la lista de la compra – el ajo y la cebolla en polvo sin sal son opciones especialmente saludables. Elimine gradualmente el condimento de los alimentos con sal como se ha descrito anteriormente en la sección Opciones Alimentarias más Saludables.

Beneficios de la Comida

TILAPIA – contiene altas concentraciones de vitamina B6, un potente antioxidante que reduce los radicales libres del oxígeno, el estrés oxidativo y la inflamación, lo que previene los daños y lesiones vasculares; aporta una alta concentración de grasas poliinsaturadas llamadas ácidos grasos omega-3, que reducen el colesterol LDL (malo), aumentan el colesterol HDL (bueno) y, por tanto, ayudan a prevenir la arteriosclerosis; también aporta vitamina D, potasio y magnesio, que reducen la presión arterial, el colesterol LDL (malo) y, por tanto, ayudan a prevenir la hipertensión y la arteriosclerosis.

AGUACATE – contiene grasas monoinsaturadas saludables que reducen el colesterol LDL (malo), aumentan el colesterol HDL (bueno) y, por tanto, ayudan a prevenir la arteriosclerosis; aporta los antioxidantes vitaminas C y E y cobre, que reducen los radicales libres de oxígeno, el estrés oxidativo y la inflamación, lo que previene los daños y lesiones vasculares; también aporta manganeso, que reduce la presión arterial y, por tanto, ayuda a prevenir la hipertensión.

TOMATES – contienen licopeno y vitaminas B, C y E, potentes antioxidantes que reducen los radicales libres del oxígeno, el estrés oxidativo y la inflamación, lo que previene los daños y lesiones vasculares; también contienen una alta concentración de potasio, que reduce la presión arterial para prevenir la hipertensión.

CEBOLLAS ROJAS – contienen los potentes antioxidantes quercetina y vitamina C, que reducen los radicales libres del oxígeno, el estrés oxidativo y la inflamación, lo que previene el daño y las lesiones vasculares; también aportan calcio y fibra, que reducen la presión arterial, el colesterol LDL (malo), la glucosa en sangre y el peso corporal y, por tanto, ayudan a prevenir la hipertensión, la arteriosclerosis, la diabetes y la obesidad.

JUGO DE LIMA, FRESCO – contiene una alta concentración de vitamina C, que es un potente antioxidante que reduce los radicales libres de oxígeno, el estrés oxidativo y la inflamación, lo que previene los daños y lesiones vasculares; también aporta potasio y magnesio, minerales esenciales que mantienen el equilibrio adecuado de agua y electrolitos y, por lo tanto, ayudan a reducir la presión arterial y a prevenir la hipertensión.

ACEITE DE OLIVA – contiene una alta concentración de oleocantal y vitamina E, potentes antioxidantes que reducen los radicales libres del oxígeno, el estrés oxidativo y la inflamación, lo que previene los daños y lesiones vasculares; también aporta una alta concentración de grasas monoinsaturadas, que reducen el colesterol LDL (malo), aumentan el colesterol HDL (bueno) y, por tanto, ayudan a prevenir la arteriosclerosis.

BATATA – contiene betacaroteno y vitaminas B6 y C, antioxidantes que reducen los radicales libres del oxígeno, el estrés oxidativo y la inflamación, lo que previene los daño y lesiones vasculares; aporta calcio, potasio y magnesio, minerales esenciales que mantienen una función vascular saludable y reducen la presión arterial, lo que ayuda a prevenir la hipertensión; también aporta fibra soluble, que reduce el colesterol LDL (malo), la glucosa en sangre, la presión arterial y el peso corporal, por lo que también ayuda a prevenir la arteriosclerosis, la diabetes, la hipertensión y la obesidad.

Cálculos de la Cena

Total de Comida	Calorias	Proteina Magra	Carbohidratos Complejos	Grasa Insaturada	Fibra
	595	51 gm	38 gm	29 gm	10 gm

APERITIVO CARDIOSALUDABLE

(comer al menos varias horas antes de irse a dormir)

- ½ taza de arándanos
- ½ naranja

Beneficios del Aperitivo

ARÁNDANOS – contienen la mayor concentración de antioxidantes antocianinas de todas las frutas frescas, reduciendo los radicales libres del oxígeno, el estrés oxidativo y la inflamación, lo que previene los daños y lesiones vasculares; también contienen una alta concentración de vitamina C y fibra soluble, que reduce la presión arterial, el colesterol LDL (malo), la glucosa en sangre y el peso corporal y, por tanto, ayuda a prevenir la hipertensión, la arteriosclerosis, la diabetes y la obesidad.

NARANJA – contiene un alto nivel de vitamina C, un antioxidante que reduce los radicales libres de oxígeno, el estrés oxidativo y la inflamación, lo que previene los daño y lesiones vasculares; también contiene potasio y fibra soluble, que ayuda a mantener un equilibrio adecuado de agua y electrolitos para reducir la presión arterial, y disminuye el colesterol LDL (malo), la glucosa en sangre y el peso corporal, lo que ayuda a prevenir la hipertensión, la arteriosclerosis, la diabetes y la obesidad.

Cálculos del Aperitivo

Total de Comida	Calorias	Proteina Magra	Carbohidratos Complejos	Grasa Insaturada	Fibra
	71	2 gm	18 gm	0 gm	4 gm

Cálculos Totales del Dia

Total de Comida	Calorias	Proteina Magra	Carbohidratos Complejos	Grasa Insaturada	Fibra
	1893	83 gm	267 gm	67 gm	49 gm

DESAYUNO

CEREALES INTEGRALES DE TRIGO RALLADO O AFRECHO RICOS EN FIBRA CON FRUTA FRESCA

- tazón de 12 onzas de cereales integrales de trigo rallado o afrecho con alto fibra
- 1½ tazas de leche no láctea sin azúcar ni saborizante (de almendras o avena)
- ½ taza de frambuesas
- ½ naranja
- ½ taza de arándanos

(sin azúcar o miel añadida)

Beneficios de la Comida

CEREAL INTEGRAL DE TRIGO RALLADO O AFRECHO RICO EN FIBRA – contiene una alta concentración de fibra, que reduce el colesterol LDL (malo), la glucosa en sangre, la presión arterial y el peso corporal y, por lo tanto, ayuda a prevenir la arteriosclerosis, la diabetes, la hipertensión y la obesidad; la fibra también favorece la salud intestinal y de las bacterias intestinales, lo que reduce la inflamación sistémica que contribuye a los daño y lesiones vasculares; también es una excelente fuente de fósforo, que tiene importantes propiedades antioxidantes que reducen los radicales libres de oxígeno, el estrés oxidativo y la inflamación, ayudando a prevenir la arteriosclerosis.

LECHE NO LÁCTEA (A BASE DE ALMENDRAS O AVENA) – no contiene colesterol y es más baja en calorías totales y azúcar que la leche láctea, por lo que reduce el riesgo de arteriosclerosis y diabetes; también aporta proteínas magras y calcio, dos nutrientes que ayudan a mantener una función vascular sana, regular la presión arterial normal y prevenir la hipertensión.

FRAMBUESAS – contienen antocianinas, antioxidantes que reducen los radicales libres del oxígeno, el estrés oxidativo y la inflamación, lo que previene los daños y lesiones vasculares; también aportan una alta concentración de fibra soluble, potasio y manganeso, que reducen el colesterol LDL (malo), la glucosa en sangre, el peso corporal y la presión arterial y, por tanto, ayudan a prevenir la arteriosclerosis, la diabetes, la obesidad y la hipertensión.

NARANJA – contiene un alto nivel de vitamina C, un antioxidante que reduce los radicales libres de oxígeno, el estrés oxidativo y la inflamación, lo que previene los daño y lesiones vasculares; también contiene potasio y fibra soluble, que ayuda a mantener un equilibrio adecuado de agua y electrolitos para reducir la presión arterial, y disminuye el colesterol LDL (malo), la glucosa en sangre y el peso corporal,

lo que ayuda a prevenir la hipertensión, la arteriosclerosis, la diabetes y la obesidad.

ARÁNDANOS – contienen la mayor concentración de antioxidantes antocianinas de todas las frutas frescas, reduciendo los radicales libres del oxígeno, el estrés oxidativo y la inflamación, lo que previene los daños y lesiones vasculares; también contienen una alta concentración de vitamina C y fibra soluble, que reduce la presión arterial, el colesterol LDL (malo), la glucosa en sangre y el peso corporal y, por tanto, ayuda a prevenir la hipertensión, la arteriosclerosis, la diabetes y la obesidad.

Calculos del Desayuno

Total de Comida	Calorias	Proteina Magra	Carbohidratos Complejos	Grasa Insaturada	Fibra
	455	15 gm	97 gm	5 gm	20 gm

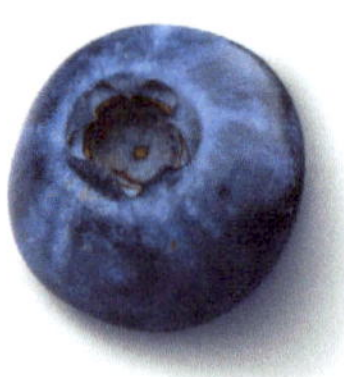

ALMUERZO

ENSALADA DE VERDURAS CON FRIJOLES NEGROS

- 2 tazas de espinacas tiernas
- 1 taza de frijoles negros (escurra y enjuague con agua fría antes de comer)
- ½ pimiento amarillo
- ½ taza de tomates
- ½ cebolla roja en rodajas
- ½ aguacate

Vinagreta de aceite de oliva – mezclar y añadir como aderezo de la ensalada

- 2 cucharadas de aceite de oliva extra virgen
- 1 cucharada de vinagre de vino tinto
- 1 cucharadita de pimienta de cayena

Beneficios de la Comida

ESPINACAS – contienen fitonutrientes y vitamina C, antioxidantes potentes que reducen los radicales libres del oxígeno, el estrés oxidativo y la inflamación, lo que previene los daños y lesiones vasculares; también aportan vitamina D, calcio y fibra, que reducen la presión arterial, el colesterol LDL (malo), la glucosa en sangre y el peso corporal y, por tanto, ayudan a prevenir la hipertensión, la arteriosclerosis, la diabetes y la obesidad.

FRIJOLES NEGROS – contienen proteínas magras, hierro y fibra soluble, que mantienen una función vascular saludable, previenen la anemia, reducen la presión arterial, el colesterol LDL (malo), la glucosa en sangre y el peso corporal, y por lo tanto ayudan a prevenir la hipertensión, la arteriosclerosis, la diabetes y la obesidad.

TOMATES – contienen licopeno y vitaminas B, C y E, potentes antioxidantes que reducen los radicales libres del oxígeno, el estrés oxidativo y la inflamación, lo que previene los daños y lesiones vasculares; también contienen una alta concentración de potasio, que reduce la presión arterial para prevenir la hipertensión.

PIMIENTO AMARILLO – contiene altos niveles de antioxidantes, vitaminas C y B6, que reducen los radicales libres de oxígeno, el estrés oxidativo y la inflamación, lo que previene los daño y lesiones vasculares; también aporta potasio y fibra soluble, que reducen la presión arterial, el colesterol LDL (malo), la glucosa en sangre y el peso corporal y, por tanto, ayudan a prevenir la hipertensión, la arteriosclerosis, la diabetes y la obesidad.

CEBOLLAS ROJAS – contienen los potentes antioxidantes quercetina y vitamina C, que reducen los radicales libres del oxígeno, el estrés oxidativo y la inflamación, lo que previene los daños y lesiones vasculares; también aportan calcio y fibra, que reducen la presión arterial, el colesterol LDL (malo), la glucosa en sangre y el peso corporal y, por tanto, ayudan a prevenir la hipertensión, la arteriosclerosis, la diabetes y la obesidad.

AGUACATE – contiene grasas monoinsaturadas saludables que reducen el colesterol LDL (malo), aumentan el colesterol HDL (bueno) y, por tanto, ayudan a prevenir la arteriosclerosis; aporta los antioxidantes vitaminas C y E y cobre, que reducen los radicales libres de oxígeno, el estrés oxidativo y la inflamación, lo que previene los daños y lesiones vasculares; también aporta manganeso, que reduce

la presión arterial y, por tanto, ayuda a prevenir la hipertensión.

ACEITE DE OLIVA – contiene una alta concentración de oleocantal y vitamina E, potentes antioxidantes que reducen los radicales libres del oxígeno, el estrés oxidativo y la inflamación, lo que previene los daños y lesiones vasculares; también aporta una alta concentración de grasas monoinsaturadas, que reducen el colesterol LDL (malo), aumentan el colesterol HDL (bueno) y, por tanto, ayudan a prevenir la arteriosclerosis.

VINAGRE DE VINO TINTO – contiene polifenoles, potentes antioxidantes que reducen los radicales libres de oxígeno, el estrés oxidativo y la inflamación, lo que previene los daños y lesiones vasculares; también contiene ácido acético, que reduce el colesterol LDL (malo), la presión arterial, los niveles de glucosa en sangre y el peso corporal, por lo que ayuda a prevenir la arteriosclerosis, la hipertensión, la diabetes y la obesidad.

PIMIENTA DE CAYENA – contiene capsaicina, un potente antioxidante que reduce los radicales libres del oxígeno, el estrés oxidativo y la inflamación, lo que previene los daño y lesiones vasculares; también aporta potasio y manganeso, minerales esenciales que reducen la presión arterial y el colesterol LDL (malo) y, por tanto, ayudan a prevenir la hipertensión y la arteriosclerosis.

Cálculos del Almuerzo

Total de Comida	Calorias	Proteina Magra	Carbohidratos Complejos	Grasa Insaturada	Fibra
	643	19 gm	60 gm	39 gm	27 gm

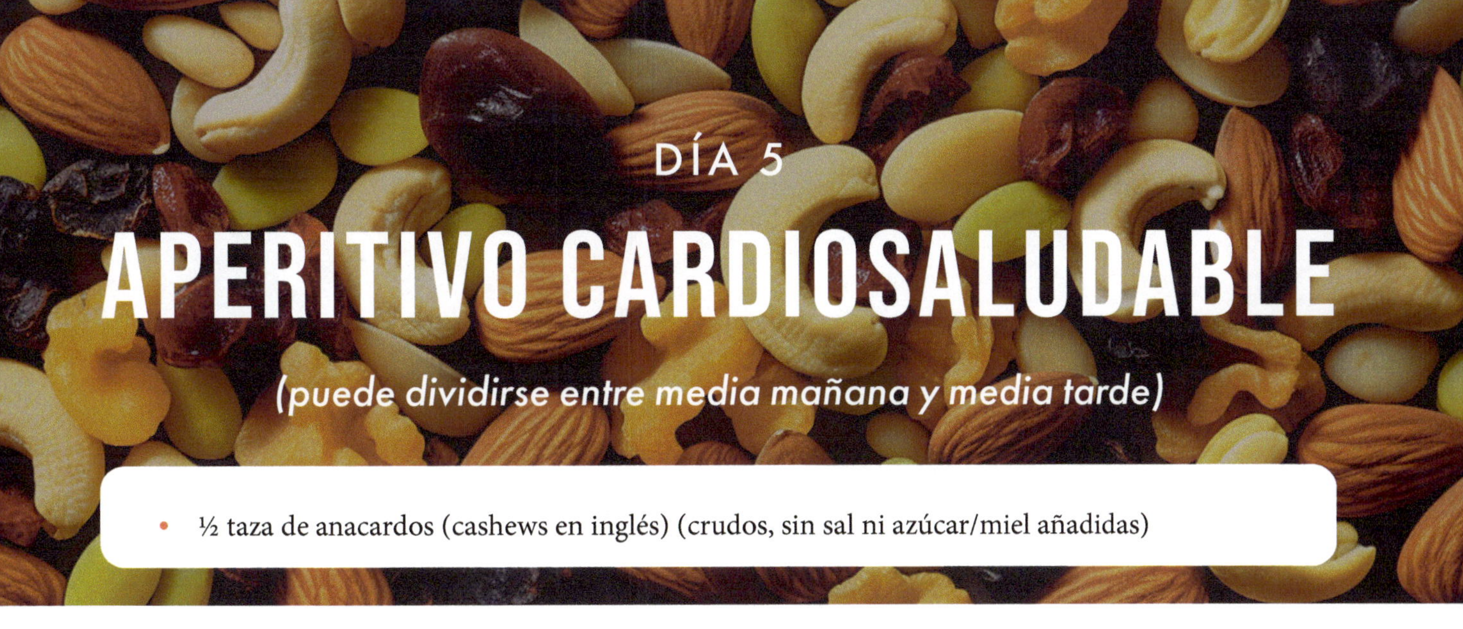

APERITIVO CARDIOSALUDABLE

- ½ taza de anacardos (cashews en inglés) (crudos, sin sal ni azúcar/miel añadidas)

Beneficios del Aperitivo

ANACARDOS (CASHEWS EN INGLÉS) – son una excelente fuente de potasio, magnesio y hierro, minerales esenciales que reducen la presión arterial, el colesterol LDL (malo) y previenen la anemia, lo que ayuda a prevenir la hipertensión y la arteriosclerosis; contienen altos niveles de proteínas magras, grasas insaturadas y fibra, que mantienen una función vascular saludable, reducen el colesterol LDL (malo), la glucosa en sangre y el peso corporal; también son ricos en carotenoides y polifenoles, antioxidantes que reducen los radicales libres de oxígeno, el estrés oxidativo y la inflamación, lo que previene los daños y lesiones vasculares.

Cálculos del Aperitivo

Total de Comida	Calorias	Proteina Magra	Carbohidratos Complejos	Grasa Insaturada	Fibra
	320	10 gm	16 gm	24 gm	2 gm

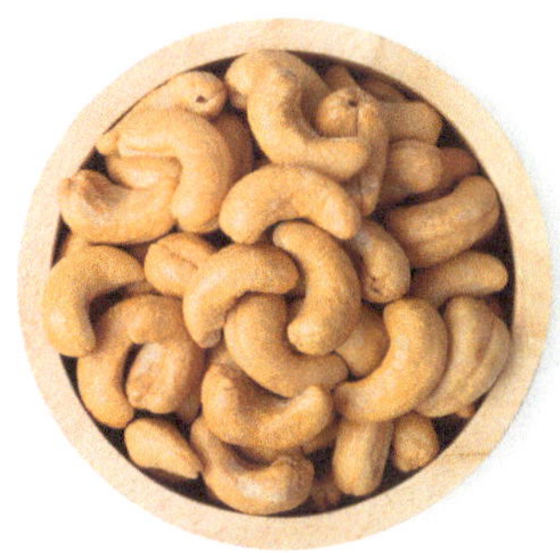

CENA

PECHUGA DE POLLO SIN PIEL AL HORNO Y MEZCLA DE VERDURAS CON ARROZ INTEGRAL

- 6 onzas de pechuga de pollo sin piel
- ½ taza de cebolla roja picada
- 1 diente de ajo picado
- ½ taza de zanahorias picadas
- ½ pimiento amarillo
- ½ taza de arroz integral

Sazone las comidas con los condimentos en polvo que prefiera de la lista de la compra – el ajo y la cebolla en polvo sin sal son opciones especialmente saludables. Elimine gradualmente el condimento de los alimentos con sal como se ha descrito anteriormente en la sección Opciones Alimentarias más Saludables.

Beneficios de la Comida

PECHUGA DE POLLO SIN PIEL – contiene proteínas magras y principalmente grasas insaturadas, que mantienen una función vascular saludable y ayudan a reducir el colesterol LDL (malo); aporta vitaminas B6 y B12, nutrientes esenciales del complejo B que reducen los niveles de homocisteína (un aminoácido que aumenta el riesgo de enfermedades cardiovasculares cuando está elevado) y previenen la anemia; también aporta potasio y magnesio, minerales esenciales que reducen la presión arterial y, por lo tanto, ayudan a prevenir la hipertensión.

ZANAHORIAS – contienen vitaminas A y C y el betacaroteno, potentes antioxidantes que reducen los radicales libres de oxígeno, el estrés oxidativo y la inflamación, lo que previene los daños y lesiones vasculares; también aportan fibra, que reduce el colesterol LDL (malo), la glucosa en sangre, la presión arterial y el peso corporal y, por tanto, ayuda a prevenir la arteriosclerosis, la diabetes, la hipertensión y la obesidad.

CEBOLLAS ROJAS – contienen los potentes antioxidantes quercetina y vitamina C, que reducen los radicales libres del oxígeno, el estrés oxidativo y la inflamación, lo que previene los daños y lesiones vasculares; también aportan calcio y fibra, que reducen la presión arterial, el colesterol LDL (malo), la glucosa en sangre y el peso corporal y, por tanto, ayudan a prevenir la hipertensión, la arteriosclerosis, la diabetes y la obesidad.

PIMIENTO AMARILLO – contiene altos niveles de antioxidantes, vitaminas C y B6, que reducen los radicales libres de oxígeno, el estrés oxidativo y la inflamación, lo que previene los daño y lesiones vasculares; también aporta potasio y fibra soluble, que reducen la presión arterial, el colesterol LDL (malo), la glucosa en sangre y el peso corporal y, por tanto, ayudan a prevenir la hipertensión, la arteriosclerosis, la diabetes y la obesidad.

AJO – contiene alicina, un potente antioxidante que reduce los radicales libres del oxígeno, el estrés

oxidativo y la inflamación, lo que previene los daños y lesiones vasculares; también contiene vitamina C y fibra, que reduce la presión arterial, el colesterol LDL (malo), la glucosa en sangre y el peso corporal y, por tanto, ayuda a prevenir la hipertensión, la arteriosclerosis, la diabetes y la obesidad.

ARROZ INTEGRAL (GRANO ENTERO, LA MAYORÍA DE LAS VITAMINAS Y MINERALES SE ENCUENTRAN EN LAS DOS CAPAS EXTERNAS DEL ARROZ) – un carbohidrato complejo bajo en el índice glucémico (índice que mide cuánto aumenta un alimento los niveles de azúcar en sangre) y rico en proteínas magras, calcio, hierro, magnesio y fibra soluble, que mantiene la función vascular sana y reduce el colesterol LDL (malo), la glucosa en sangre y el peso corporal, por lo que ayuda a prevenir la hipertensión, la arteriosclerosis, la diabetes y la obesidad; también contiene antioxidantes flavonoides que reducen los radicales libres de oxígeno, el estrés oxidativo y la inflamación, lo que previene los daños y lesiones vasculares.

Cálculos de la Cena

Total de Comida	Calorias	Proteina Magra	Carbohidratos Complejos	Grasa Insaturada	Fibra
	384	43 gm	42 gm	4 gm	8 gm

APERITIVO CARDIOSALUDABLE

(comer al menos varias horas antes de irse a dormir)

- ½ taza de uvas rojas
- ½ manzana

Beneficios del Aperitivo

UVAS ROJAS – contienen una alta concentración de potasio, que ayuda a mantener un equilibrio adecuado de agua y electrolitos para mantener una presión arterial normal y prevenir la hipertensión; también contienen resveratrol y vitamina C, potentes antioxidantes que reducen los radicales libres de oxígeno, el estrés oxidativo y la inflamación, lo que previene los daños y lesiones vasculares.

MANZANA – contiene una alta concentración de vitaminas C y B6, potentes antioxidantes que reducen los radicales libres de oxígeno, el estrés oxidativo y la inflamación, lo que previene los daños y lesiones vasculares; también contiene magnesio y fibra, que reducen la presión arterial, el colesterol LDL (malo), la glucosa en sangre y el peso corporal y, por tanto, ayudan a prevenir la hipertensión, la arteriosclerosis, la diabetes y la obesidad.

Cálculos del Aperitivo

Total de Comida	Calorias	Proteina Magra	Carbohidratos Complejos	Grasa Insaturada	Fibra
	112	1 gm	29 gm	0 gm	3 gm

Cálculos Totales del Dia

Total de Comida	Calorias	Proteina Magra	Carbohidratos Complejos	Grasa Insaturada	Fibra
	1854	88 gm	244 gm	72 gm	60 gm

DESAYUNO

YOGUR NO LÁCTEO CON GRANOLA Y FRUTA FRESCA

- tazón de 12 onzas de yogur no lácteo sin azúcar ni saborizante (a base de almendras o avena)
- ½ taza de granola de avena integral clásica
- ½ guineo
- ½ taza de arándanos
- ½ manzana

(sin azúcar o miel añadida)

Beneficios de la Comida

YOGUR NO LÁCTEO – contiene proteínas magras, que mantienen una función vascular saludable; aporta calcio y fibra, que reducen la presión arterial, el colesterol LDL (malo), la glucosa en sangre y el peso corporal y, por lo tanto, ayuda a prevenir la hipertensión, la arteriosclerosis, la diabetes y la obesidad; aporta grasas insaturadas saludables, que reducen el colesterol LDL (malo), aumentan el colesterol HDL (bueno) y ayudan a prevenir la arteriosclerosis; también contiene probióticos, que mantienen las bacterias intestinales sanas y la salud intestinal, lo que reduce la inflamación sistémica que contribuye a los daño y lesiones vasculares.

GRANOLA – contiene una alta concentración de fibra soluble, que reduce el colesterol LDL (malo), la glucosa en sangre, la presión arterial y el peso corporal y, por lo tanto, ayuda a prevenir la arteriosclerosis, la diabetes, la hipertensión y la obesidad; la fibra soluble también promueve bacterias intestinales saludables y la salud intestinal, lo que reduce la inflamación sistémica que contribuye a los daño y lesiones vasculares; también contribuye vitamina B1, manganeso y fitonutrientes, potentes antioxidantes que reducen los radicales libres de oxígeno, el estrés oxidativo y la inflamación, lo que previene los daño y lesiones vasculares.

GUINEO – contiene vitamina C, un antioxidante que reduce los radicales libres del oxígeno, el estrés oxidativo y la inflamación, lo que previene los daños y lesiones vasculares; también contiene una alta concentración de potasio y fibra, que ayuda a prevenir la hipertensión, la arteriosclerosis, la diabetes y la obesidad al reducir la presión arterial, el colesterol LDL (malo), la glucosa en sangre y el peso corporal.

ARÁNDANOS – contienen la mayor concentración de antioxidantes antocianinas de todas las frutas frescas, reduciendo los radicales libres del oxígeno, el estrés oxidativo y la inflamación, lo que previene los daños y lesiones vasculares; también contienen una alta concentración de vitamina C y fibra soluble, que reduce la presión arterial, el colesterol LDL (malo), la glucosa en sangre y el peso corporal y, por tanto,

ayuda a prevenir la hipertensión, la arteriosclerosis, la diabetes y la obesidad.

MANZANA – contiene una alta concentración de vitaminas C y B6, potentes antioxidantes que reducen los radicales libres de oxígeno, el estrés oxidativo y la inflamación, lo que previene los daños y lesiones vasculares; también contiene magnesio y fibra, que reducen la presión arterial, el colesterol LDL (malo), la glucosa en sangre y el peso corporal y, por tanto, ayudan a prevenir la hipertensión, la arteriosclerosis, la diabetes y la obesidad.

Cálculos del Desayuno

Total de Comida	Calorias	Proteina Magra	Carbohidratos Complejos	Grasa Insaturada	Fibra
	583	17 gm	68 gm	30 gm	21 gm

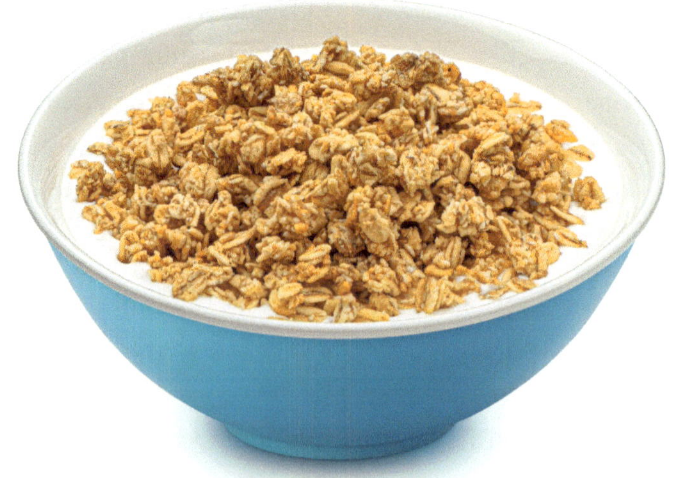

ALMUERZO

ENSALADA DE VERDURAS CON GARBANZOS

- 2 tazas de col rizada
- 1 taza de garbanzos (escurra y enjuague con agua fría antes de comer)
- ½ pimiento rojo
- ½ pepino
- 1 diente de ajo picado
- ½ cebolla roja, en rodajas

Vinagreta de aceite de oliva – mezclar y añadir como aderezo de la ensalada

- 2 cucharadas de aceite de oliva extra virgen
- 1 cucharada de vinagre de manzana
- 1 cucharadita de pimienta negra

Beneficios de la comida

COL RIZADA – contiene vitamina C y fitonutrientes, antioxidantes que reducen los radicales libres del oxígeno, el estrés oxidativo y la inflamación, lo que previene los daños y lesiones vasculares; también contiene vitamina D, calcio y fibra, que reducen la presión arterial, el colesterol LDL (malo), la glucosa en sangre y el peso corporal y, por tanto, ayudan a prevenir la hipertensión, la arteriosclerosis, la diabetes y la obesidad.

GARBANZOS – contienen proteínas magras, hierro y fibra soluble, que mantienen una función vascular saludable, previenen la anemia, reducen la presión arterial, el colesterol LDL (malo), la glucosa en sangre y el peso corporal, y por lo tanto ayudan a prevenir la hipertensión, la arteriosclerosis, la diabetes y la obesidad.

PIMIENTO ROJO – contiene altos niveles de antioxidantes, vitaminas C y B6, que reducen los radicales libres de oxígeno, el estrés oxidativo y la inflamación, lo que previene los daño y lesiones vasculares; también aporta potasio y fibra soluble, que reducen la presión arterial, el colesterol LDL (malo), la glucosa en sangre y el peso corporal y, por tanto, ayudan a prevenir la hipertensión, la arteriosclerosis, la diabetes y la obesidad.

PEPINO SIN PELAR (EL HECHO DE PELARLO REDUCE LA CANTIDAD DE FIBRA, VITAMINAS Y MINERALES) – contiene vitamina C, un potente antioxidante que reduce los radicales libres del oxígeno, el estrés oxidativo y la inflamación, lo que previene los daños y lesiones vasculares; aporta magnesio y potasio, minerales esenciales que ayudan a mantener un equilibrio adecuado de agua y electrolitos para mantener una presión arterial normal y prevenir la hipertensión; también aporta fibra, que reduce el colesterol LDL (malo), la glucosa en sangre y el peso corporal y, por tanto, ayuda a prevenir la arteriosclerosis, la diabetes y la obesidad.

AJO – contiene alicina, un potente antioxidante que reduce los radicales libres del oxígeno, el estrés oxidativo y la inflamación, lo que previene los daños y lesiones vasculares; también contiene vitamina C y fibra, que reduce la presión arterial, el colesterol LDL (malo), la glucosa en sangre y el peso corporal y, por tanto, ayuda a prevenir la hipertensión, la arteriosclerosis, la diabetes y la obesidad.

CEBOLLAS ROJAS – contienen los potentes antioxidantes quercetina y vitamina C, que reducen los radicales libres del oxígeno, el estrés oxidativo y la inflamación, lo que previene el daño y las lesiones vasculares; también aportan calcio y fibra, que reducen la presión arterial, el colesterol LDL (malo), la

glucosa en sangre y el peso corporal y, por tanto, ayudan a prevenir la hipertensión, la arteriosclerosis, la diabetes y la obesidad.

ACEITE DE OLIVA – contiene una alta concentración de oleocantal y vitamina E, potentes antioxidantes que reducen los radicales libres del oxígeno, el estrés oxidativo y la inflamación, lo que previene los daños y lesiones vasculares; también aporta una alta concentración de grasas monoinsaturadas, que reducen el colesterol LDL (malo), aumentan el colesterol HDL (bueno) y, por tanto, ayudan a prevenir la arteriosclerosis.

VINAGRE DE MANZANA – contiene polifenoles, potentes antioxidantes que reducen los radicales libres del oxígeno, el estrés oxidativo y la inflamación, lo que previene el daño y las lesiones vasculares; también contiene ácido acético que reduce el colesterol LDL (malo), la presión arterial, los niveles de glucosa en sangre y el peso corporal y, por lo tanto, ayuda a prevenir la arteriosclerosis, la hipertensión, la diabetes y la obesidad.

PIMIENTA NEGRA – contiene el potente antioxidante piperina, que reduce los radicales libres de oxígeno, el estrés oxidativo y la inflamación, lo que previene los daños y lesiones vasculares; también contiene potasio, calcio y magnesio, minerales esenciales que reducen la presión arterial y los niveles de colesterol LDL (malo) y, por tanto, ayudan a prevenir la hipertensión y la arteriosclerosis.

Cálculos del Almuerzo

Total de Comida	Calorias	Proteina Magra	Carbohidratos Complejos	Grasa Insaturada	Fibra
	529	15 gm	55 gm	31 gm	18 gm

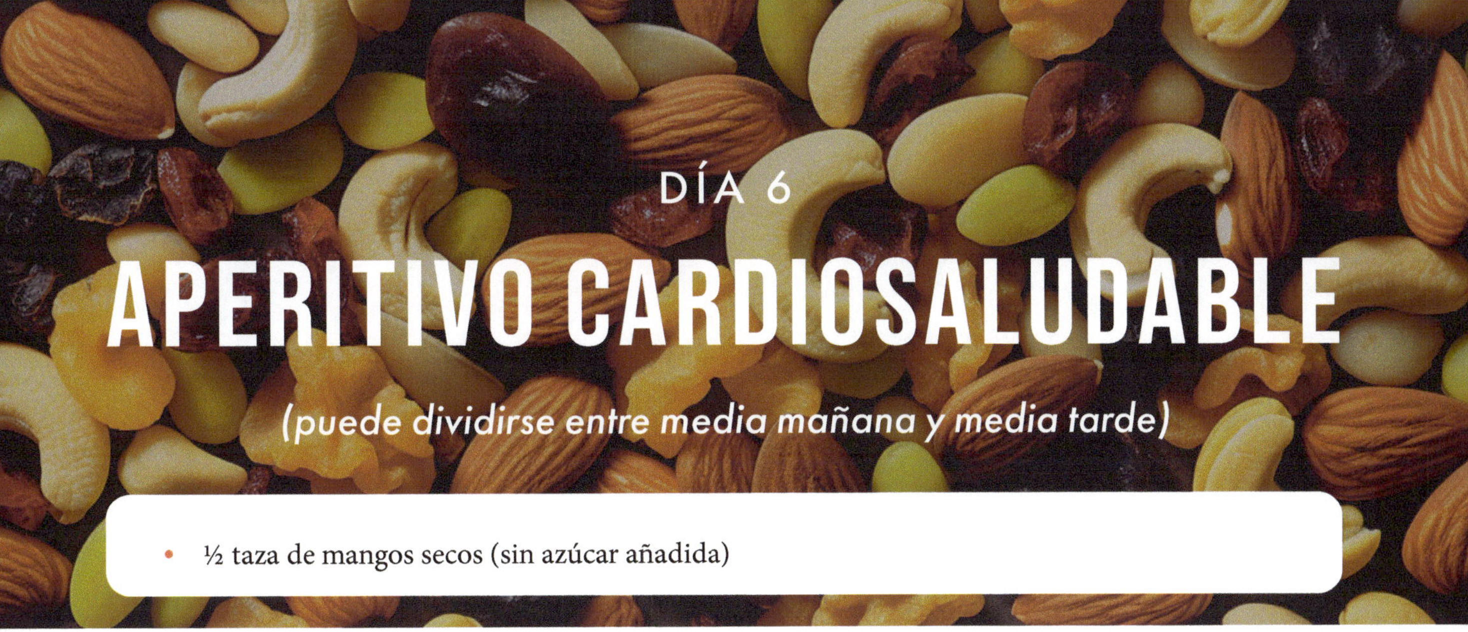

APERITIVO CARDIOSALUDABLE

(puede dividirse entre media mañana y media tarde)

- ½ taza de mangos secos (sin azúcar añadida)

Beneficios del Aperitivo

MANGOS SECOS – excelente fuente del potente antioxidante betacaroteno que reduce los radicales libres del oxígeno, el estrés oxidativo y la inflamación, lo que previene los daños y lesiones vasculares; también aporta magnesio y potasio, minerales esenciales que ayudan a mantener una presión arterial normal para prevenir la hipertensión; además, proporciona una excelente fuente de fibra que reduce el colesterol LDL (malo), la glucosa en sangre, la presión arterial y el peso corporal.

Cálculos del Aperitivo

Total de Comida	Calorias	Proteina Magra	Carbohidratos Complejos	Grasa Insaturada	Fibra
	160	1 gm	38 gm	0 gm	2 gm

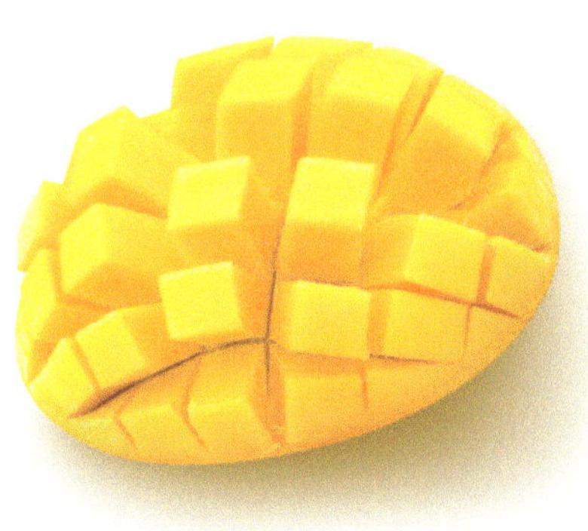

CENA

SALMON AL HORNO Y MEZCLA DE VERDURAS CON BATATAS FRITAS

- 6 onzas de salmón
- ½ pimiento verde, cortado en rodajas y salteado con
- ½ cebolla roja picada
- 1 diente de ajo picado
- 2 cucharaditas de aceite de oliva extra virgen
- ½ batata frita

Sazone las comidas con los condimentos en polvo que prefiera de la lista de la compra – el ajo y la cebolla en polvo sin sal son opciones especialmente saludables. Elimine gradualmente el condimento de los alimentos con sal como se ha descrito anteriormente en la sección Opciones Alimentarias más Saludables.

Beneficios de la Comida

SALMÓN – contiene altas concentraciones de vitaminas B6 y B12, que ayudan a mantener sanos los glóbulos rojos, previenen la anemia y, por lo tanto, reducen el riesgo de los daños y lesiones vasculares; también aporta una alta concentración de grasas poliinsaturadas llamadas ácidos grasos omega-3, que reducen el colesterol LDL (malo), aumentan el colesterol HDL (bueno) y, por lo tanto, ayudan a prevenir la arteriosclerosis.

PIMIENTO VERDE – contiene altos niveles de antioxidantes, vitaminas C y B6, que reducen los radicales libres de oxígeno, el estrés oxidativo y la inflamación, lo que previene los daño y lesiones vasculares; también aporta potasio y fibra soluble, que reducen la presión arterial, el colesterol LDL (malo), la glucosa en sangre y el peso corporal y, por tanto, ayudan a prevenir la hipertensión, la arteriosclerosis, la diabetes y la obesidad.

CEBOLLAS ROJAS – contienen los potentes antioxidantes quercetina y vitamina C, que reducen los radicales libres del oxígeno, el estrés oxidativo y la inflamación, lo que previene los daños y lesiones vasculares; también aportan calcio y fibra, que reducen la presión arterial, el colesterol LDL (malo), la glucosa en sangre y el peso corporal y, por tanto, ayudan a prevenir la hipertensión, la arteriosclerosis, la diabetes y la obesidad.

AJO – contiene alicina, un potente antioxidante que reduce los radicales libres del oxígeno, el estrés oxidativo y la inflamación, lo que previene los daños y lesiones vasculares; también contiene vitamina C y fibra, que reduce la presión arterial, el colesterol LDL (malo), la glucosa en sangre y el peso corporal y, por tanto, ayuda a prevenir la hipertensión, la arteriosclerosis, la diabetes y la obesidad.

ACEITE DE OLIVA – contiene una alta concentración de oleocantal y vitamina E, potentes antioxidantes que reducen los radicales libres del oxígeno, el estrés oxidativo y la inflamación, lo que previene

los daños y lesiones vasculares; también aporta una alta concentración de grasas monoinsaturadas, que reducen el colesterol LDL (malo), aumentan el colesterol HDL (bueno) y, por tanto, ayudan a prevenir la arteriosclerosis.

BATATA – contiene betacaroteno y vitaminas B6 y C, antioxidantes que reducen los radicales libres del oxígeno, el estrés oxidativo y la inflamación, lo que previene los daño y lesiones vasculares; aporta calcio, potasio y magnesio, minerales esenciales que mantienen una función vascular saludable y reducen la presión arterial, lo que ayuda a prevenir la hipertensión; también aporta fibra soluble, que reduce el colesterol LDL (malo), la glucosa en sangre, la presión arterial y el peso corporal, por lo que también ayuda a prevenir la arteriosclerosis, la diabetes, la hipertensión y la obesidad.

Cálculos de la Cena

Total de Comida	Calorias	Proteina Magra	Carbohidratos Complejos	Grasa Insaturada	Fibra
	532	51 gm	24 gm	25 gm	4 gm

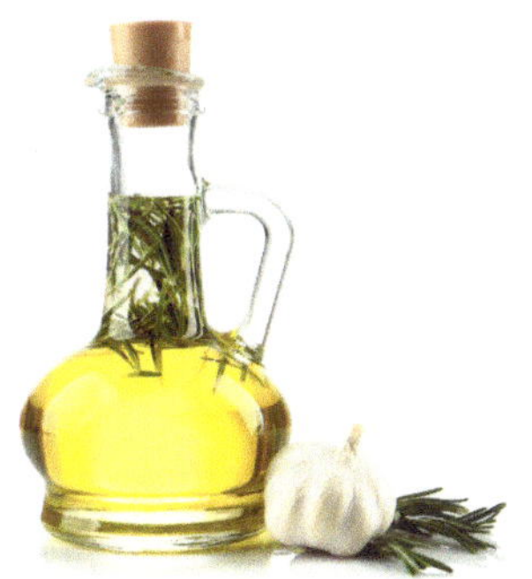

APERITIVO CARDIOSALUDABLE

(comer al menos varias horas antes de irse a dormir)

- ½ taza de frambuesas
- ½ taza de fresas

Beneficios del Aperitivo

FRAMBUESAS – contienen antocianinas, antioxidantes que reducen los radicales libres del oxígeno, el estrés oxidativo y la inflamación, lo que previene los daños y lesiones vasculares; también aportan una alta concentración de fibra soluble, potasio y manganeso, que reducen el colesterol LDL (malo), la glucosa en sangre, el peso corporal y la presión arterial y, por tanto, ayudan a prevenir la arteriosclerosis, la diabetes, la obesidad y la hipertensión.

FRESAS – contienen los antioxidantes vitamina C, antocianinas y quercetina, que reducen los radicales libres de oxígeno, el estrés oxidativo y la inflamación, lo que previene los daños y lesiones vasculares; también aportan fibra soluble, que reduce el colesterol LDL (malo), la glucosa en sangre, la presión arterial y el peso corporal y, por tanto, ayuda a prevenir la arteriosclerosis, la diabetes, la hipertensión y la obesidad.

Cálculos del Aperitivo

Total de Comida	Calorias	Proteina Magra	Carbohidratos Complejos	Grasa Insaturada	Fibra
	83	1 gm	20 gm	0 gm	7 gm

Cálculos Totales del Dia

Total de Comida	Calorias	Proteina Magra	Carbohidratos Complejos	Grasa Insaturada	Fibra
	1887	85 gm	205 gm	86 gm	52 gm

DESAYUNO

AVENA CON FRUTA FRESCA

- tazón de 12 onzas de avena tradicional cocida con 1½ tazas de leche no láctea sin azúcar ni saborizante (a base de almendras o avena)
- ½ taza de frambuesas
- ½ naranja
- ½ taza de fresas

(sin azúcar añadida ni miel)

Beneficios de la Comida

AVENA – contiene una alta concentración de la fibra soluble beta-glucano, que reduce el colesterol LDL (malo), la glucosa en sangre, la presión arterial y el peso corporal y, por lo tanto, ayuda a prevenir la arteriosclerosis, la diabetes, la hipertensión y la obesidad; el beta-glucano también promueve la salud de las bacterias intestinales y la salud intestinal, lo que reduce la inflamación sistémica que contribuye a los daños y lesiones vasculares; también aporta vitamina B1, manganeso y fitonutrientes, potentes antioxidantes que reducen los radicales libres de oxígeno, el estrés oxidativo y la inflamación, lo que previene los daños y lesiones vasculares.

LECHE NO LÁCTEA (A BASE DE ALMENDRAS O AVENA) – no contiene colesterol y es más baja en calorías totales y azúcar que la leche láctea, por lo que reduce el riesgo de arteriosclerosis y diabetes; también aporta proteínas magras y calcio, dos nutrientes que ayudan a mantener una función vascular sana, regular la presión arterial normal y prevenir la hipertensión.

FRAMBUESAS – contienen antocianinas, antioxidantes que reducen los radicales libres del oxígeno, el estrés oxidativo y la inflamación, lo que previene los daños y lesiones vasculares; también aportan una alta concentración de fibra soluble, potasio y manganeso, que reducen el colesterol LDL (malo), la glucosa en sangre, el peso corporal y la presión arterial y, por tanto, ayudan a prevenir la arteriosclerosis, la diabetes, la obesidad y la hipertensión.

NARANJA – contiene un alto nivel de vitamina C, un antioxidante que reduce los radicales libres de oxígeno, el estrés oxidativo y la inflamación, lo que previene los daño y lesiones vasculares; también contiene potasio y fibra soluble, que ayuda a mantener un equilibrio adecuado de agua y electrolitos para reducir la presión arterial, y disminuye el colesterol LDL (malo), la glucosa en sangre y el peso corporal,

lo que ayuda a prevenir la hipertensión, la arteriosclerosis, la diabetes y la obesidad.

FRESAS – contienen los antioxidantes vitamina C, antocianinas y quercetina, que reducen los radicales libres de oxígeno, el estrés oxidativo y la inflamación, lo que previene los daños y lesiones vasculares; también aportan fibra soluble, que reduce el colesterol LDL (malo), la glucosa en sangre, la presión arterial y el peso corporal y, por tanto, ayuda a prevenir la arteriosclerosis, la diabetes, la hipertensión y la obesidad.

Cálculos del Desayuno

Total de Comida	Calorias	Proteina Magra	Carbohidratos Complejos	Grasa Insaturada	Fibra
	514	17 gm	100 gm	9 gm	18 gm

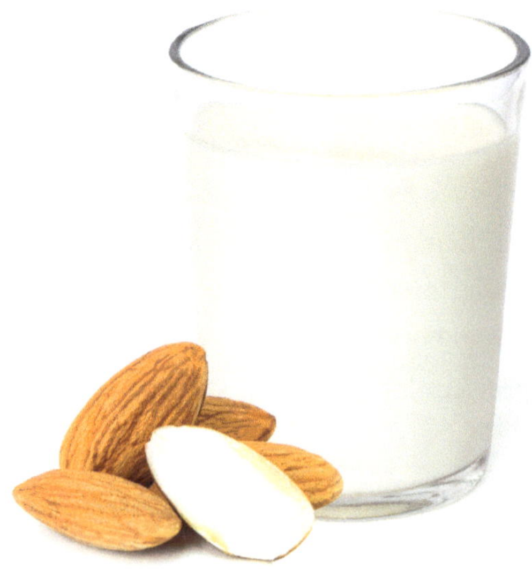

ALMUERZO

ENSALADA DE VERDURAS CON FRIJOLES ROJOS

- 2 tazas de espinacas tiernas
- 1 taza de frijoles rojos (escurra y enjuague con agua fría antes de comer)
- ½ taza de tomates
- ½ aguacate
- ½ taza de zanahorias
- ½ taza de brócoli crudo

Vinagreta de aceite de oliva – mezclar y añadir como aderezo de la ensalada

- 2 cucharadas de aceite de oliva extra virgen
- 1 cucharada de vinagre de manzana
- 1 cucharadita de orégano

Beneficios de la Comida

ESPINACAS – contienen fitonutrientes y vitamina C, antioxidantes potentes que reducen los radicales libres del oxígeno, el estrés oxidativo y la inflamación, lo que previene los daños y lesiones vasculares; también aportan vitamina D, calcio y fibra, que reducen la presión arterial, el colesterol LDL (malo), la glucosa en sangre y el peso corporal y, por tanto, ayudan a prevenir la hipertensión, la arteriosclerosis, la diabetes y la obesidad.

FRIJOLES ROJOS – contienen proteínas magras, hierro y fibra soluble, que mantienen una función vascular saludable, previenen la anemia, reducen la presión arterial, el colesterol LDL (malo), la glucosa en sangre y el peso corporal, y por lo tanto ayudan a prevenir la hipertensión, la arteriosclerosis, la diabetes y la obesidad.

TOMATES – contienen licopeno y vitaminas B, C y E, potentes antioxidantes que reducen los radicales libres del oxígeno, el estrés oxidativo y la inflamación, lo que previene los daños y lesiones vasculares; también contienen una alta concentración de potasio, que reduce la presión arterial para prevenir la hipertensión.

AGUACATE – contiene grasas monoinsaturadas saludables que reducen el colesterol LDL (malo), aumentan el colesterol HDL (bueno) y, por tanto, ayudan a prevenir la arteriosclerosis; aporta los antioxidantes vitaminas C y E y cobre, que reducen los radicales libres de oxígeno, el estrés oxidativo y la inflamación, lo que previene los daños y lesiones vasculares; también aporta manganeso, que reduce la presión arterial y, por tanto, ayuda a prevenir la hipertensión.

ZANAHORIAS – contienen vitaminas A y C y el betacaroteno, potentes antioxidantes que reducen los radicales libres de oxígeno, el estrés oxidativo y la inflamación, lo que previene los daños y lesiones vasculares; también aportan fibra, que reduce el colesterol LDL (malo), la glucosa en sangre, la presión arterial y el peso corporal y, por tanto, ayuda a prevenir la arteriosclerosis, la diabetes, la hipertensión y la obesidad.

BRÓCOLI – contiene flavonoides, carotenoides como la luteína y el betacaroteno, y vitamina C, que son poderosos antioxidantes que reducen los radicales libres de oxígeno, el estrés oxidativo y la inflamación, lo que previene los daños y lesiones vasculares; también tiene una alta concentración de fibra soluble, que reduce el colesterol LDL (malo), la

glucosa en sangre, la presión arterial y el peso corporal y, por lo tanto, ayuda a prevenir la arteriosclerosis, la diabetes, la hipertensión y la obesidad.

ACEITE DE OLIVA – contiene una alta concentración de oleocantal y vitamina E, potentes antioxidantes que reducen los radicales libres del oxígeno, el estrés oxidativo y la inflamación, lo que previene los daños y lesiones vasculares; también aporta una alta concentración de grasas monoinsaturadas, que reducen el colesterol LDL (malo), aumentan el colesterol HDL (bueno) y, por tanto, ayudan a prevenir la arteriosclerosis.

VINAGRE DE VINO TINTO – contiene polifenoles, potentes antioxidantes que reducen los radicales libres de oxígeno, el estrés oxidativo y la inflamación, lo que previene los daños y lesiones vasculares; también contiene ácido acético, que reduce el colesterol LDL (malo), la presión arterial, los niveles de glucosa en sangre y el peso corporal, por lo que ayuda a prevenir la arteriosclerosis, la hipertensión, la diabetes y la obesidad.

ORÉGANO – contiene una alta concentración de polifenoles antioxidantes, incluido el carvacrol, que reducen los radicales libres del oxígeno, el estrés oxidativo y la inflamación, lo que previene los daño y lesiones vasculares; también aporta altos niveles de calcio, que es esencial para la función cardíaca y vascular normal y ayuda a reducir la presión arterial y, por tanto, a prevenir la hipertensión.

Cálculos del Almuerzo

Total de Comida	Calorias	Proteina Magra	Carbohidratos Complejos	Grasa Insaturada	Fibra
	539	13 gm	40 gm	39 gm	17 gm

APERITIVO CARDIOSALUDABLE

(puede dividirse entre media mañana y media tarde)

- ½ taza de nueces (walnuts en inglés) (crudas, sin sal añadida ni azúcar/miel)

Beneficios del aperitivo

NUECES (WALNUTS EN INGLÉS) – son una excelente fuente de cobre, un mineral antioxidante que reduce los radicales libres del oxígeno, el estrés oxidativo y la inflamación, lo que previene los daño y lesiones vasculares; también aportan manganeso y magnesio, minerales esenciales que reducen la presión arterial y el colesterol LDL (malo); además, contienen altos niveles de proteínas magras, grasas insaturadas y fibra soluble, que mantienen una función vascular saludable y reducen el colesterol LDL (malo), la glucosa en sangre y el peso corporal.

Cálculos del Aperitivo

Total de Comida	Calorias	Proteina Magra	Carbohidratos Complejos	Grasa Insaturada	Fibra
	392	9 gm	8 gm	39 gm	3 gm

CENA

FILETE DE LOMO DE BACALAO SALTEADO Y COL ROJA/LOMBARDA CON BATATA

- 6 onzas de filete de lomo de bacalao
- salteado de col roja/lombarda con 2 cucharaditas de aceite de oliva extra virgen:
- 1 taza de col roja/lombarda cruda, rallada
- 1 cucharadita de pimentón (paprika en inglés)
- ½ cucharadita de orégano
- 1 diente de ajo, picado
- 1 batata en rodajas, salteada o al horno

Sazone las comidas con los condimentos en polvo que prefiera de la lista de la compra – el ajo y la cebolla en polvo sin sal son opciones especialmente saludables. Elimine gradualmente el condimento de los alimentos con sal como se ha descrito anteriormente en la sección Opciones Alimentarias más Saludables.

Beneficios de la Comida

BACALAO – contiene proteínas magras y altas concentraciones de vitaminas B6 y B12, que ayudan a mantener una función vascular saludable, previenen la anemia y, por lo tanto, reducen el riesgo de daños y lesiones vasculares; aporta una alta concentración de grasas poliinsaturadas llamadas ácidos grasos omega-3, que reducen el colesterol LDL (malo), aumentan el colesterol HDL (bueno) y, por lo tanto, ayudan a prevenir la arteriosclerosis; también aporta fósforo, un antioxidante que reduce los radicales libres de oxígeno, el estrés oxidativo y la inflamación, lo que previene los daños y lesiones vasculares.

COL ROJA/LOMBARDA – contiene vitamina C, un potente antioxidante que reduce los radicales libres del oxígeno, el estrés oxidativo y la inflamación, lo que previene los daño y lesiones vasculares; también aporta fibra soluble que reduce el colesterol LDL (malo), la glucosa en sangre, la presión arterial y el peso corporal, por lo que ayuda a prevenir la arteriosclerosis, la hipertensión diabetes y la obesidad.

PIMENTÓN (PAPRIKA EN INGLÉS) – contiene carotenoides y vitaminas A, B6, C y E, potentes antioxidantes que reducen los radicales libres del oxígeno, el estrés oxidativo y la inflamación, lo que previene los daños y lesiones vasculares; también aporta potasio, que disminuye la presión arterial y, por tanto, ayuda a prevenir la hipertensión.

ORÉGANO – contiene una alta concentración de polifenoles antioxidantes, incluido el carvacrol, que reducen los radicales libres del oxígeno, el estrés oxidativo y la inflamación, lo que previene los daño y lesiones vasculares; también aporta altos niveles de calcio, que es esencial para la función cardíaca y vascular normal y ayuda a reducir la presión arterial y, por tanto, a prevenir la hipertensión.

AJO – contiene alicina, un potente antioxidante que reduce los radicales libres del oxígeno, el estrés oxidativo y la inflamación, lo que previene los daños y lesiones vasculares; también contiene vitamina C y fibra, que reduce la presión arterial, el colesterol LDL (malo), la glucosa en sangre y el peso corporal y, por

tanto, ayuda a prevenir la hipertensión, la arteriosclerosis, la diabetes y la obesidad.

BATATA – contiene betacaroteno y vitaminas B6 y C, antioxidantes que reducen los radicales libres del oxígeno, el estrés oxidativo y la inflamación, lo que previene los daño y lesiones vasculares; aporta calcio, potasio y magnesio, minerales esenciales que mantienen una función vascular saludable y reducen la presión arterial, lo que ayuda a prevenir la hipertensión; también aporta fibra soluble, que reduce el colesterol LDL (malo), la glucosa en sangre, la presión arterial y el peso corporal, por lo que también ayuda a prevenir la arteriosclerosis, la diabetes, la hipertensión y la obesidad.

ACEITE DE OLIVA – contiene una alta concentración de oleocantal y vitamina E, potentes antioxidantes que reducen los radicales libres del oxígeno, el estrés oxidativo y la inflamación, lo que previene los daños y lesiones vasculares; también aporta una alta concentración de grasas monoinsaturadas, que reducen el colesterol LDL (malo), aumentan el colesterol HDL (bueno) y, por tanto, ayudan a prevenir la arteriosclerosis.

Cálculos de la Cena

Total de Comida	Calorias	Proteina Magra	Carbohidratos Complejos	Grasa Insaturada	Fibra
	472	44 gm	29 gm	19 gm	6 gm

APERITIVO CARDIOSALUDABLE

(comer al menos varias horas antes de irse a dormir)

- ½ taza de uvas rojas
- ½ taza de arándanos

Beneficios del Aperitivo

UVAS ROJAS – contienen una alta concentración de potasio, que ayuda a mantener un equilibrio adecuado de agua y electrolitos para mantener una presión arterial normal y prevenir la hipertensión; también contienen resveratrol y vitamina C, potentes antioxidantes que reducen los radicales libres de oxígeno, el estrés oxidativo y la inflamación, lo que previene los daños y lesiones vasculares.

ARÁNDANOS – contienen la mayor concentración de antioxidantes antocianinas de todas las frutas frescas, reduciendo los radicales libres del oxígeno, el estrés oxidativo y la inflamación, lo que previene los daños y lesiones vasculares; también contienen una alta concentración de vitamina C y fibra soluble, que reduce la presión arterial, el colesterol LDL (malo), la glucosa en sangre y el peso corporal y, por tanto, ayuda a prevenir la hipertensión, la arteriosclerosis, la diabetes y la obesidad.

Cálculos del Aperitivo

Total de Comida	Calorias	Proteina Magra	Carbohidratos Complejos	Grasa Insaturada	Fibra
	100	2 gm	25 gm	0 gm	3 gm

Cálculos Totales del Dia

Total de Comida	Calorias	Proteina Magra	Carbohidratos Complejos	Grasa Insaturada	Fibra
	2017	85 gm	202 gm	106 gm	47 gm

CALCULOS DEL PROMEDIO DIARIO TOTAL PARA EL PLAN DE 21 COMIDAS

Total de Comida	Calorias	Proteina Magra	Carbohidratos Complejos	Grasa Insaturada	Fibra
	1892	85 gm	225 gm	82 gm	51 gm

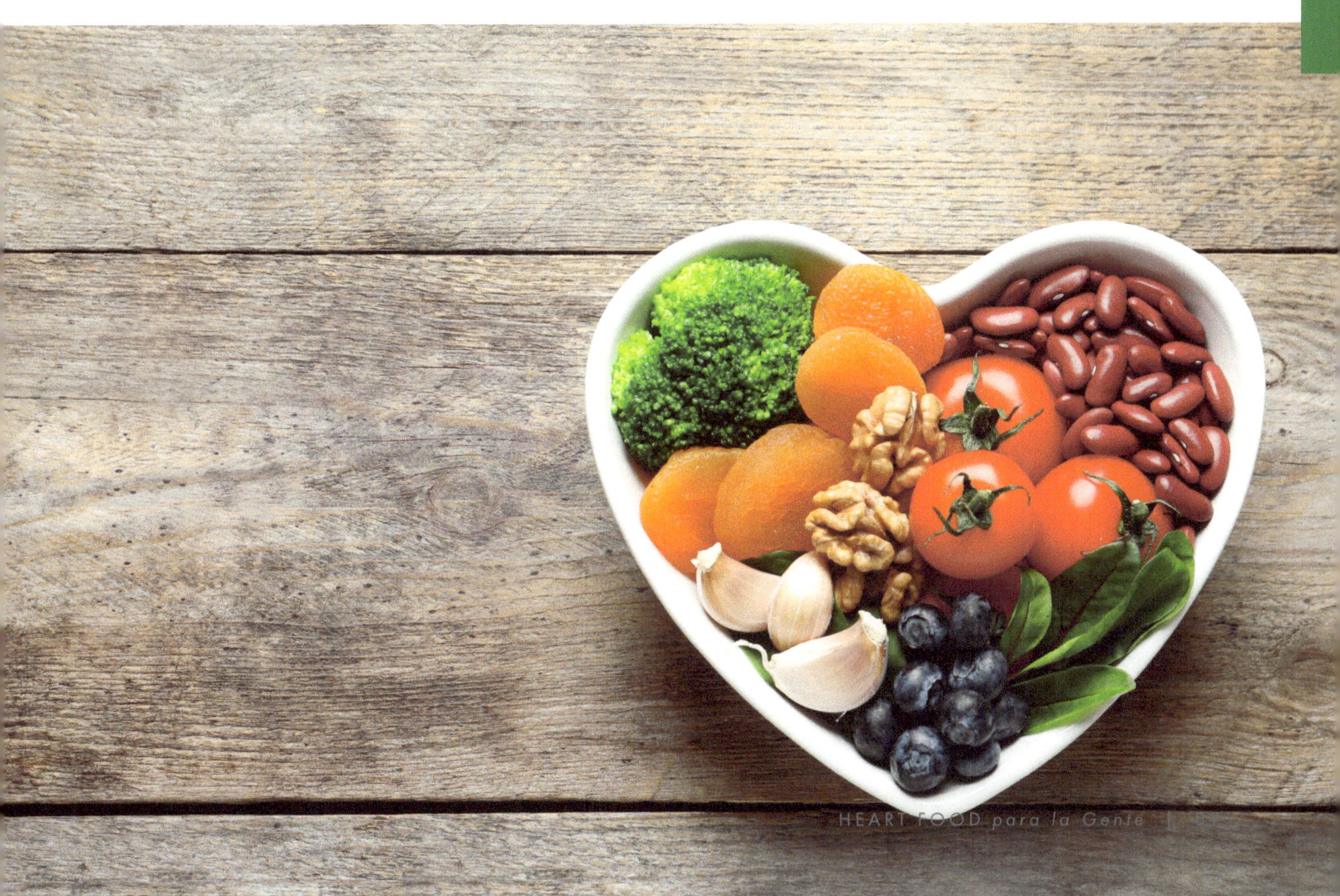

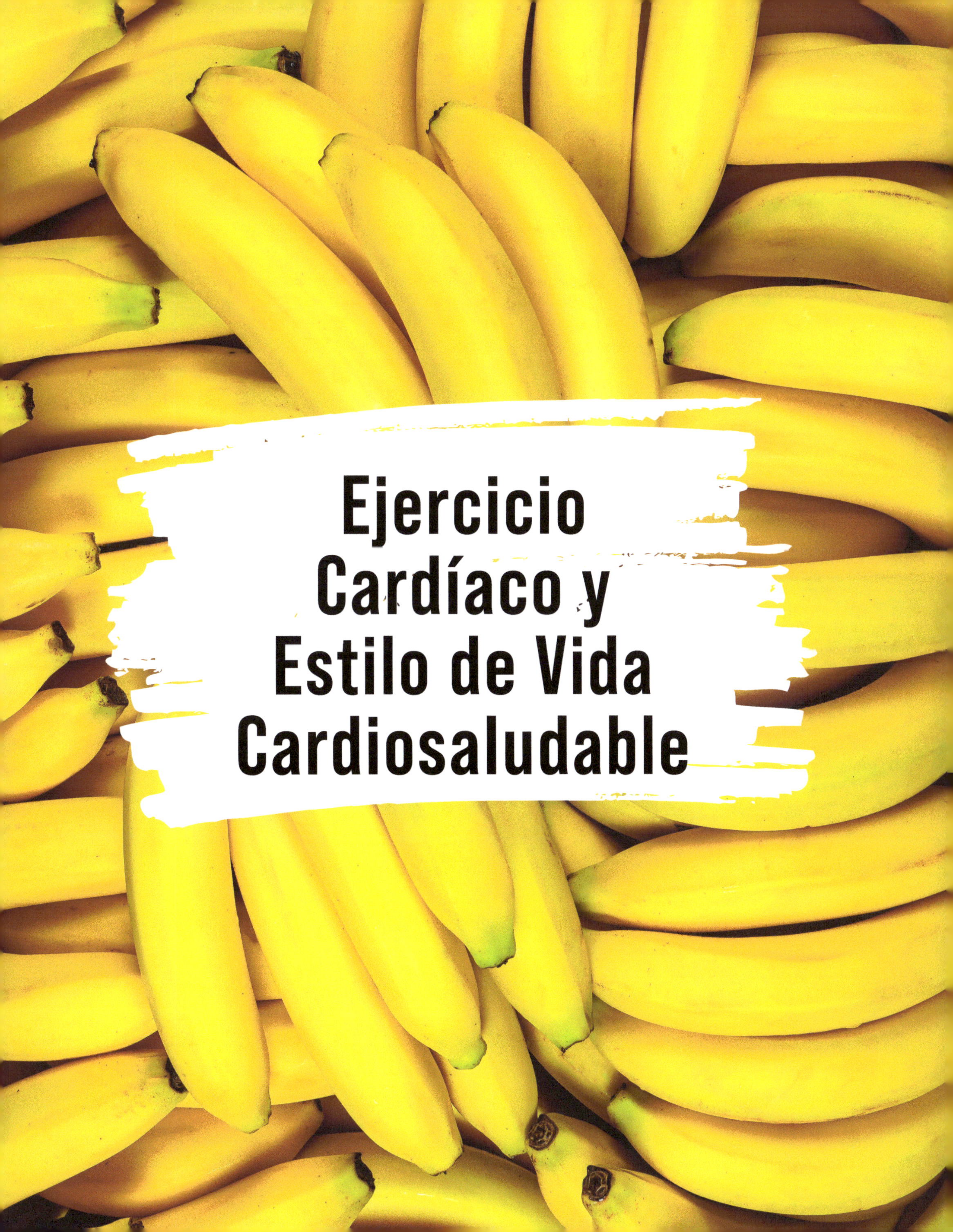

Ejercicio Cardíaco y Estilo de Vida Cardiosaludable

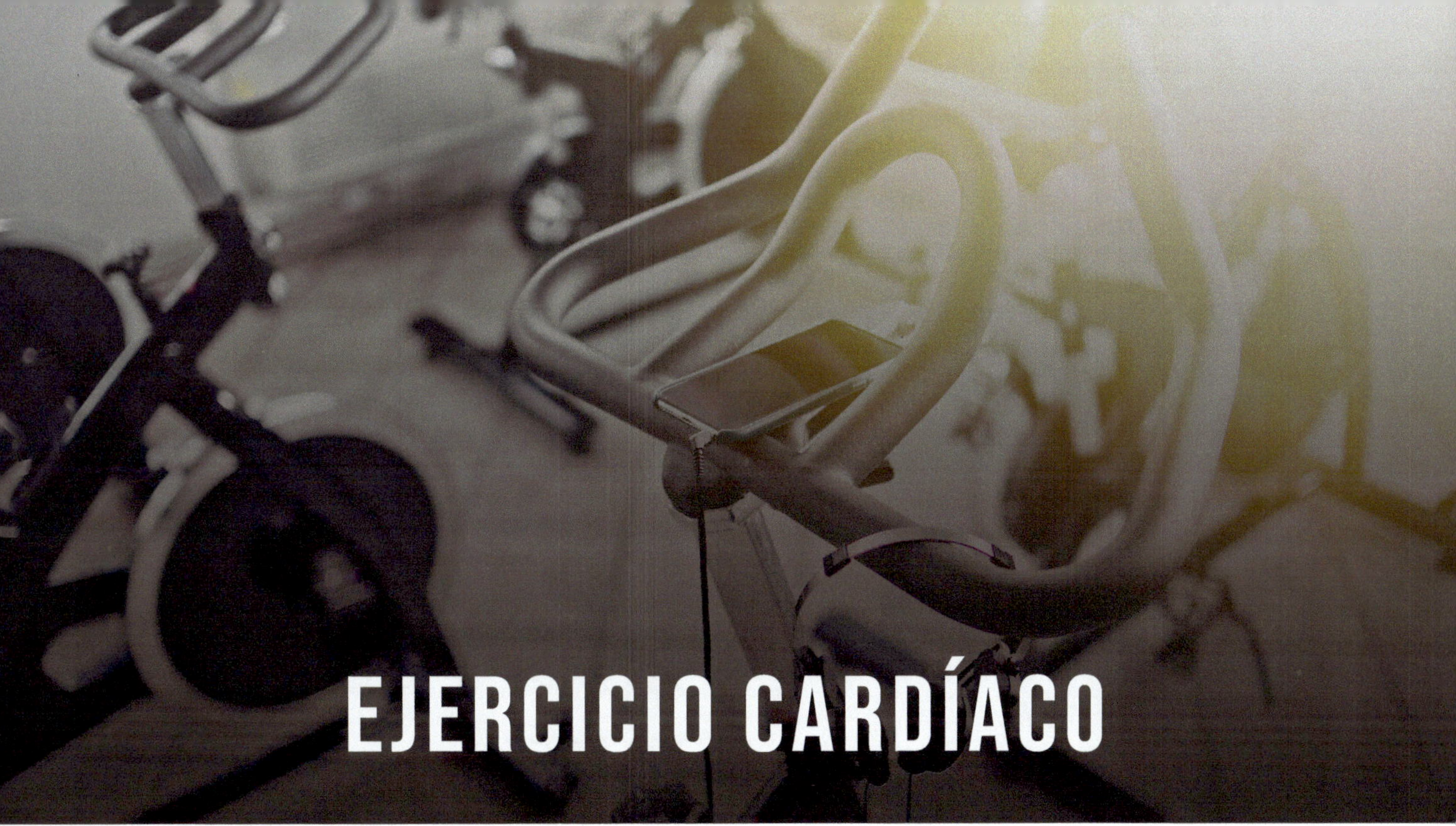

EJERCICIO CARDÍACO

El ejercicio cardíaco (aeróbico, cardio) consiste en actividades físicas que elevan la frecuencia cardiaca (pulso) durante un tiempo prolongado. Esto incluye principalmente caminar a paso rápido, correr (hacer jogging, trotar) y montar en bicicleta, y es un comportamiento esencial para la promoción de la salud basado en la evidencia.

Los estudios científicos básicos han revelado que la respuesta bioquímica del organismo al ejercicio cardíaco fomenta la actividad antioxidante, lo que reduce la inflamación sistémica, los radicales libres de oxígeno y el estrés oxidativo y, por tanto, previene los daños y lesiones vasculares. Los estudios clínicos han demostrado que el ejercicio cardíaco regular disminuye significativamente el riesgo de enfermedades cardio-vasculares, aumenta la longevidad, mejora la presión arterial, el colesterol en sangre y la glucosa en sangre, y también reduce el peso corporal y alivia el estrés.

Las comunidades desatendidas se enfrentan a obstáculos en la implementación del ejercicio cardíaco en su estrategia de Empoderamiento de la Salud, ya que los limitados recursos económicos impiden a menudo la compra de membresías de gimnasios o de equipos para hacer ejercicio en casa. Además, las injusticias medioambientales provocan una falta extrema de espacios públicos abiertos para hacer ejercicio al aire libre, incluido el acceso libre y seguro a pistas para correr y carriles para bicicletas.

A pesar de estos retos, incorporar el ejercicio cardíaco regular a su rutina de mejora de la salud es de vital importancia, ya que este hábito ayuda a vivir más y mejor. Afortunadamente, la investigación ha revelado que caminar a paso rápido durante 30 minutos al día, tantos días a la semana como sea posible (idealmente siete), es un ejercicio cardiaco suficiente para prevenir las enfermedades cardiovasculares y mejorar los factores de riesgo.

A partir de esta información, los pacientes han descrito con detalle los beneficios de formar pequeños grupos de caminata comunitarios con familiares y/o amigos y de programar horas determinadas para caminar a paso rápido durante 30 minutos en sus respectivos entornos y barrios. Se trata de una estrategia de ejercicio cardíaco óptima que incorpora eficazmente una conducta beneficiosa para la salud basada en la evidencia, no supone ningún gasto económico y promueve una actividad social basada en la comunidad.

Esta innovadora y creativa estrategia de ejercicios de Empoderamiento de la Salud refleja la capacidad de las comunidades desatendidas para promover de forma independiente nuestro bienestar a pesar de los retos impuestos por un sistema asistencial de salud en crisis. Cuando no sea posible hacer ejercicio en un gimnasio o en casa utilizando una máquina de correr o una bicicleta estática, 30 minutos de caminata rápida en grupo en su comunidad es actividad física suficiente para que todos vivamos más y mejor. Si actualmente no hace ejercicio, introduzca gradualmente un régimen regular de ejercicio cardíaco en su estrategia de Empoderamiento de la Salud empezando un día a la semana durante la primera semana, y luego añadiendo un día adicional de ejercicio cardiovascular cada dos semanas hasta que haga ejercicio todos los días.

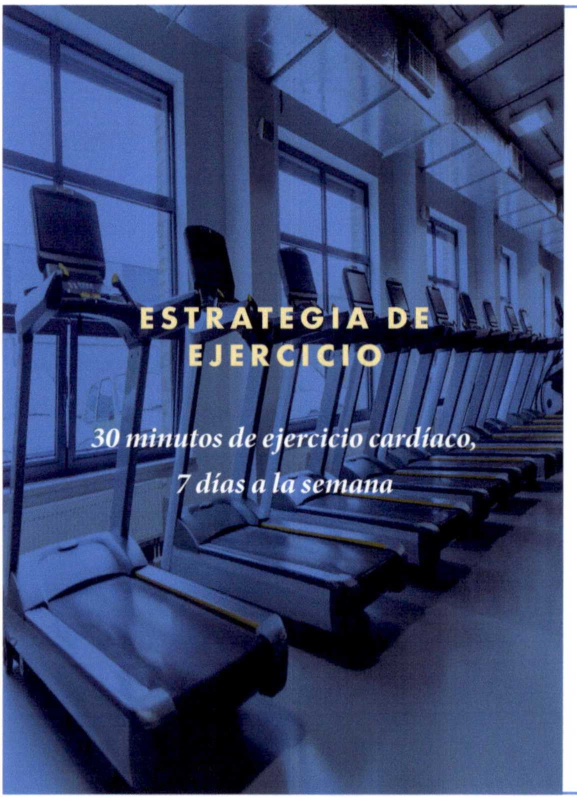

- **CORRER (HACER JOGGING, TROTAR)** – caminadora en el gimnasio, caminadora en casa, pistas para correr comunitaria si es accesible

- **CICLISMO** – bicicleta estática en el gimnasio, bicicleta estática en casa, carriles comunitarios para bicicletas si son accesibles y seguros (siempre use equipo de protección, incluidos cascos)

- **CAMINATA RÁPIDA** – caminadora en el gimnasio, caminadora en casa, pistas para caminar comunitaria si es accesible

- **CAMINATA RÁPIDA** – en su comunidad con un grupo de caminantes de la familia y/o amigos

RITMO GRADUAL PARA INTRODUCIR EL EJERCICIO CARDÍACO

Iniciar un régimen de ejercicio cardíaco puede suponer un reto, para garantizar la constancia a lo largo del tiempo, considere este ritmo gradual de transición para incorporar la actividad física regular a su estrategia de Empoderamiento de la Salud:

Seleccione un día de la semana para hacer ejercicio durante la primera semana y, a continuación, introduzca un día adicional cada dos semanas mientras hace ejercicio siempre en los días que ya ha empezado. Comience el día que más le convenga en función del tiempo disponible en su agenda.

Ejemplo:

PRIMERA SEMANA: Comenzar 30 minutos de ejercicio cardíaco el sábado

TERCERA SEMANA: Continuar con 30 minutos de ejercicio cardíaco todos los sábados   Comenzar 30 minutos de ejercicio cardíaco el domingo

QUINTA SEMANA: Continuar con 30 minutos de ejercicio cardíaco todos los sábados   Continuar con 30 minutos de ejercicio cardíaco todos los domingos   Comenzar con 30 minutos de ejercicio cardíaco los lunes

Continúe con este patrón durante 14 semanas (aproximadamente 3,5 meses) hasta que haya incorporado 30 minutos de ejercicio cardíaco, 7 días a la semana.

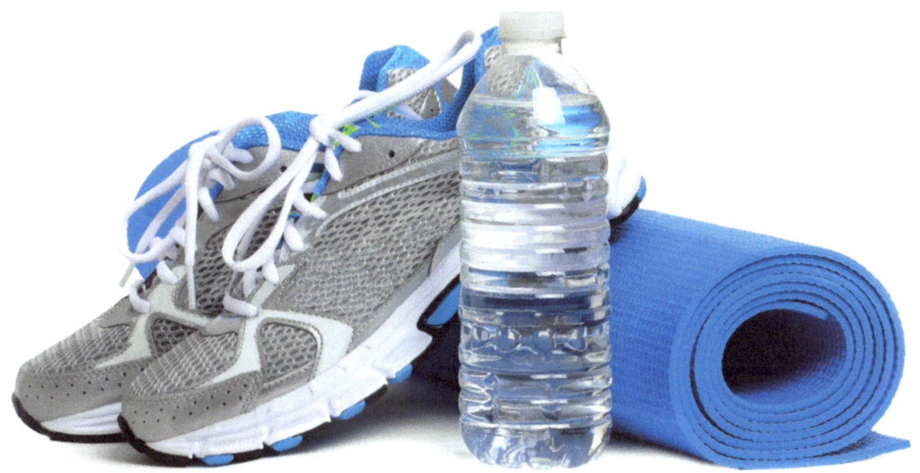

DEPENDENCIA DE LA NICOTINA

La nicotina es una sustancia química nociva que acelera los daños y lesiones vasculares causadas por los radicales libres del oxígeno, el estrés oxidativo y la inflamación sistémica. Aumenta significativamente la progresión de la arteriosclerosis y el riesgo de enfermedades cardiovasculares, además de causar muchos tipos de cáncer.

La dependencia de la nicotina, en forma de cigarrillos, vaping o tabaco de mascar, es a la vez el factor de riesgo cardiovascular más modificable y prevenible y uno de los más difíciles de controlar. La nicotina y otras sustancias químicas presentes en los productos del tabaco son extremadamente adictivas desde el punto de vista biológico. Dado que la nicotina cambia nuestra bioquímica, crea una dependencia física, de modo que cuando una persona intenta dejar de fumar, experimenta graves síntomas de abstinencia. Fumar, como comportamiento, también es psicológicamente adictivo. Los estudios han demostrado que muchos consumidores de tabaco tienen una ansiedad subyacente que empeora y se alivia con la nicotina, lo que da lugar a un círculo vicioso de dependencia.

A los peligros del tabaco se suma el hecho de que las corporaciones se dirigen a las comunidades desatendidas con anuncios y marketing de productos de nicotina diseñados para atraer a nuevos consumidores jóvenes, lo que representa otro mecanismo de explotación de la injusticia social y la inequidad en la salud. Estas empresas aumentan directamente la prevalencia de las enfermedades cardiovasculares en las comunidades desatendidas y se benefician de las disparidades de morbilidad y mortalidad que crean. Eliminar su consumo de productos de nicotina disminuye su capacidad de propagar la muerte y la enfermedad en nuestras comunidades.

A pesar de lo difícil que es dejar de fumar o de consumir productos de nicotina, se trata de una intervención muy importante para la salud, dado el aumento demostrado del riesgo de enfermedades cardiovasculares y la relación causal reconocida con el cáncer de pulmón y muchos otros tipos de cáncer.

Afortunadamente, la mayoría de los departamentos de salud local y estatal disponen de programas gratuitos para dejar de fumar que incluyen asesoramiento y productos de sustitución de la nicotina (parches, chicles, pastillas de nicotina). Puede encontrar estos programas en Internet utilizando el término de búsqueda "programa gratuito para dejar de fumar" y aprovechar los servicios para dejar la nicotina lo antes posible.

Los pacientes que han conseguido dejar de consumir productos con nicotina afirman que la mejor estrategia consiste en fijar una fecha para dejar de fumar en un futuro próximo (de 3 a 4 meses) que tenga un significado personal, como el cumpleaños de un hijo, un aniversario de boda o una fiesta importante. Una vez que se han comprometido con esa fecha, reducen lentamente su consumo. Por lo general, esto significa eliminar al menos un consumo diario de nicotina cada semana hasta la fecha de abandono. Cuando se combina con ayudas para sustituir la nicotina, como parches, chicles o pastillas, se reduce la concentración de nicotina en el organismo con el tiempo y disminuye la gravedad del síndrome de abstinencia y la probabilidad de recaída.

Por ejemplo, cada semana deberá dejar de fumar un solo cigarrillo, vapear o masticar asociado a una actividad específica, y después no volver a consumir nicotina en ese momento. Si siempre fuma un cigarrillo justo antes de irse a dormir, deje sólo ese cigarrillo durante la primera semana y no vuelva a consumir nicotina en ese momento. La semana siguiente, deje de fumar otro cigarrillo asociado a una actividad, como después de cenar, y continúe con este patrón hasta la fecha en la que dejó de fumar. Eliminar el consumo por etapas ayuda a mejorar las probabilidades de dejarlo por completo en la fecha prevista.

¡Los riesgos cardiovasculares asociados a la dependencia de la nicotina no se pueden exagerar y los beneficios de dejar de fumar empiezan minutos después del último consumo de nicotina!

ESTRATEGIA PARA EL ABANDONO DE LA NICOTINA

1. Investigue en línea los recursos del "programa gratuito para dejar de fumar" del Departamento de Salud local y utilícelos según las indicaciones, incluidos el asesoramiento y los productos de sustitución de nicotina.

2. Elija una fecha para dejar de fumar en un futuro próximo (de 3 a 4 meses) que tenga un significado personal.

3. Deje de consumir nicotina una vez a la semana y nunca vuelva a fumar, vapear o masticar en ese momento.

EJEMPLO:

SEMANA 1: dejar de consumir nicotina antes de ir a dormir – nunca vuelva a consumir nicotina antes de ir a dormir

SEMANA 2: dejar de consumir nicotina después de desayunar – nunca vuelva a consumir nicotina después de desayunar ni antes de irse a dormir

SEMANA 3: deja de consumir nicotina después de almorzar. – nunca vuelva a consumir nicotina después de almorzar, después de desayunar, ni antes de dormir.

Continuar con esta pauta hasta la fecha en que deje de fumar y utilice productos de sustitución de nicotina según las indicaciones para reducir los síntomas de abstinencia.

4. DEJE de consumir nicotina por completo en la fecha designada para dejar de fumar.

ESTRÉS

El estrés es definido clínicamente como realidades externas que padecemos como retos personales físicos, mentales o emocionales que provocan cambios bioquímicos en nuestro organismo que afectan negativamente a nuestra salud. Es un factor de riesgo cardiovascular tanto cuantitativo como cualitativo que está asociado a un aumento significativo de la morbilidad y la mortalidad, lo que significa que el riesgo es medible pero también individualizado a la realidad única de cada paciente. Por lo tanto, no existe una estrategia universal para eliminar el estrés.

Las injusticias económicas, políticas, sociales y medioambientales históricas y actuales que sufren las comunidades desatendidas aumentan la gravedad del estrés (carga alostática) y su efecto negativo sobre la salud cardiovascular, al tiempo que limitan nuestros recursos para resolverlo. Los estudios científicos han revelado sistemáticamente que las medidas objetivas del estrés (niveles de adrenalina y cortisol determinados por análisis de sangre de laboratorio) son significativamente más elevadas en los pacientes de comunidades desatendidas y están directamente relacionadas con el aumento de las tasas de hipertensión, diabetes, dislipidemia, arteriosclerosis y muerte por enfermedades cardiovasculares. Las realidades externas que aceleran el estrés en las comunidades desatendidas son injusticias sociales arraigadas, como el racismo estructural y la pobreza generacional, lo que significa que resolver el estrés individualmente es extremadamente difícil. Por eso, nuestro camino personal hacia una salud óptima debe estar siempre vinculado a la lucha y el movimiento por la justicia social y la equidad en salud.

Estudios clínicos han revelado que una dieta cardiosaludable y el ejercicio cardíaco regular reducen el estrés, por lo que implementar la estrategia de Empoderamiento de la Salud es el paso inicial más importante.

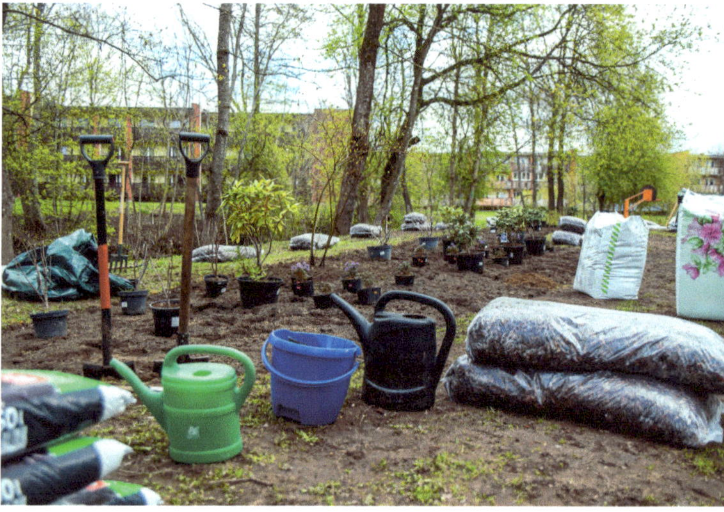

El aislamiento social aumenta el estrés, por lo que es sumamente importante maximizar el tiempo que se pasa con la familia y los amigos. El voluntariado también es una forma reconocida de relacionarse con los demás y reducir el estrés, incluida la participación informal. Los pacientes con fe religiosa informan de una reducción significativa del estrés cuando aumentan el tiempo que dedican al compañerismo espiritual y a la congregación con otros creyentes.

Otro componente importante para reducir el estrés es obtener suficientes horas de sueño reparador, generalmente definido como un mínimo de 7-8 horas al día. Un sueño inadecuado se asocia a una mayor sensación de estrés y a un mayor riesgo de enfermedades cardiovasculares. Pero, al igual que ocurre con el estrés, el insomnio es un problema difícil de abordar, ya que sus causas suelen ser individuales. Dé prioridad a la obtención de un sueño reparador

y busque consejo médico si el insomnio persiste, ya que puede haber problemas clínicos asociados a esta afección.

Los sentimientos de estrés que limitan su capacidad para participar en actividades sociales pueden ser un signo de problemas de salud mental y deben discutirse en detalle con un proveedor de atención primaria.

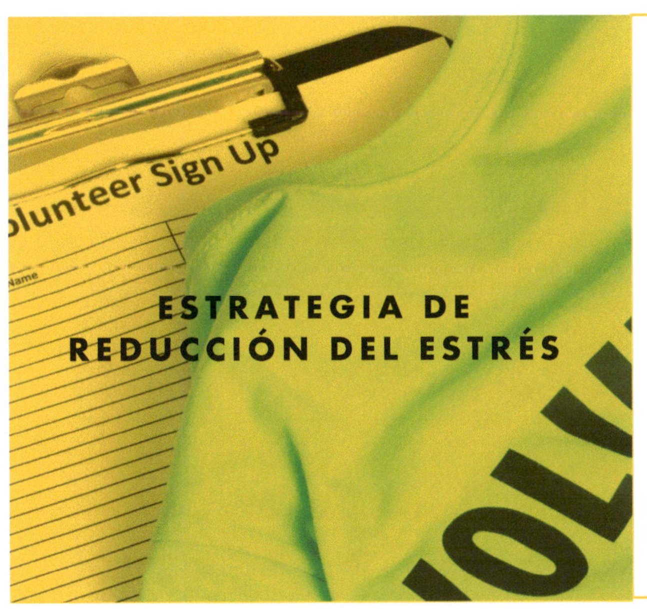

1. Estrategia de Empoderamiento de la Salud – dieta cardiosaludable y ejercicio cardíaco regular

2. Maximizar el tiempo social con la familia y los amigos

3. Trabajo de voluntario

4. Aumentar el tiempo de compañerismo espiritual y de congregación

5. Sueño adecuado y reparador 7-8 horas por noche

VITAMINAS Y SUPLEMENTOS

Los estudios de investigación clínica nunca han demostrado una asociación definitiva entre el uso de vitaminas, minerales, antioxidantes o suplementos de venta libre y la mejora de la salud cardiovascular. Además, estos productos suelen ser caros, pueden estar mal fabricados y pueden tener interacciones farmacológicas con los medicamentos prescritos que pueden ser peligrosas. Aparte de las vitaminas o minerales recetados por un profesional de la salud para tratar deficiencias biológicas, como la vitamina B12, el hierro y la vitamina D, los suplementos no tienen ninguna función basada en la evidencia para promover el bienestar o reducir el riesgo de enfermedades cardiovasculares. **Es mucho mejor gastar nuestros recursos en frutas y verduras frescas, que contienen vitaminas, minerales y antioxidantes naturales que favorecen el bienestar definitivamente.**

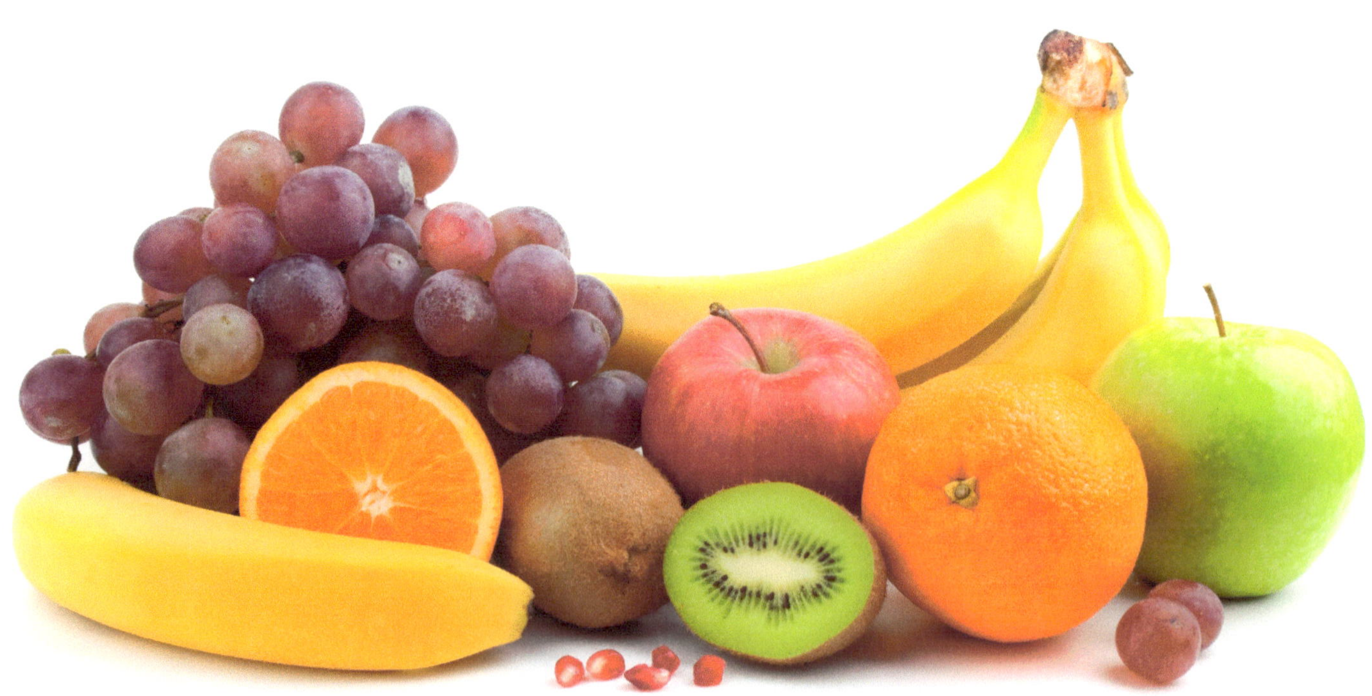

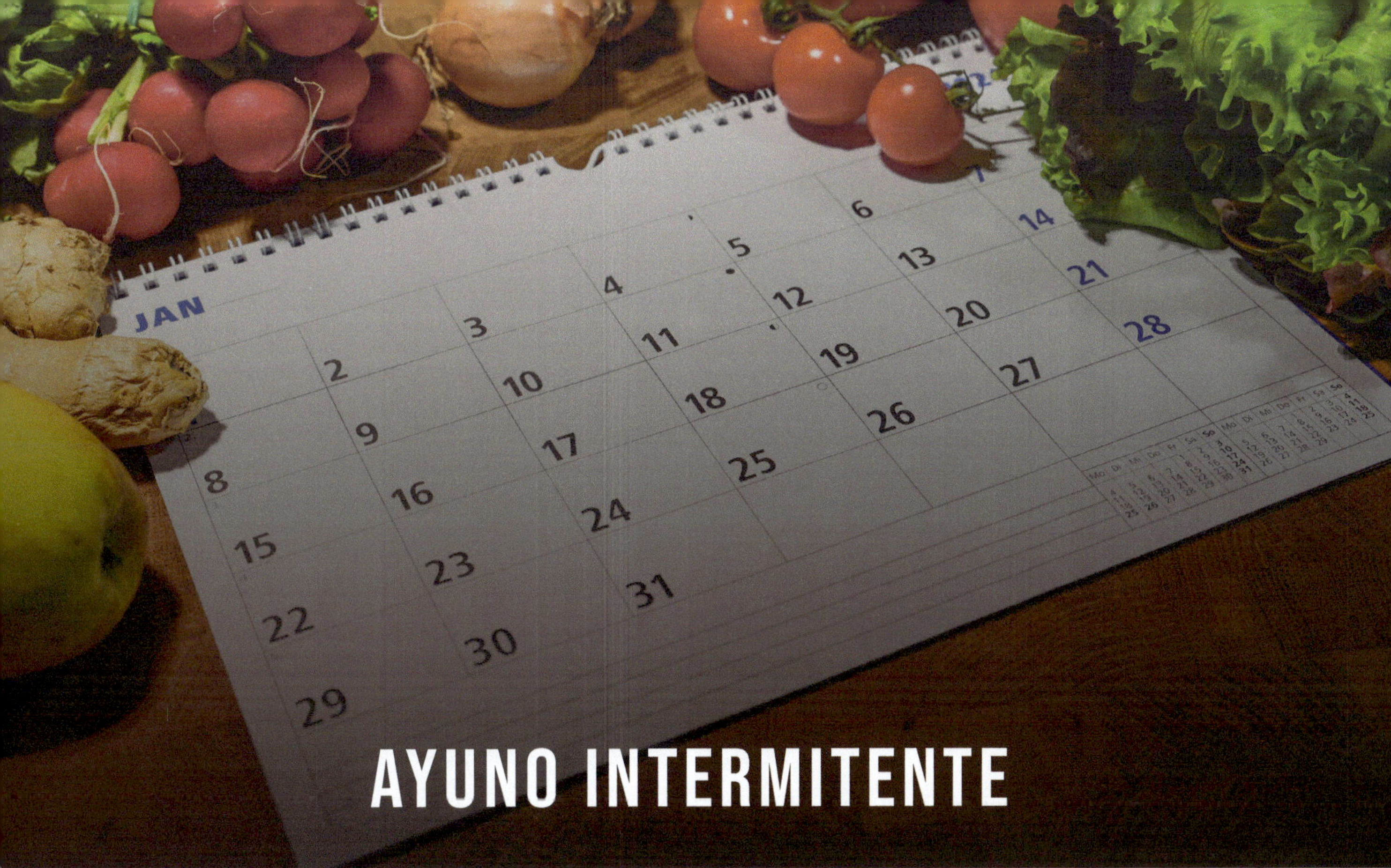

AYUNO INTERMITENTE

La ciencia básica y los estudios de investigación clínica han revelado que, cuando se combina con un plan dietético cardiosaludable y una actividad física estructurada, el ayuno intermitente – no ingerir alimentos durante un periodo de tiempo específico – puede ser una estrategia nutricional cardiosaludable que promueve el bienestar, previene las enfermedades cardiovasculares y nos ayuda a vivir más y mejor. Se ha demostrado que limitar nuestra ingesta calórica restringiendo cuándo comemos reduce los radicales libres de oxígeno y el estrés oxidativo, disminuye el colesterol LDL (malo) y la glucosa en sangre, mejora la presión arterial y el colesterol HDL (bueno) y reduce el peso corporal.

Estos cambios fisiológicos no sólo reducen significativamente el riesgo de enfermedades cardiovasculares, sino que también disminuyen la incidencia de ciertos tipos de cáncer, ayudan a prevenir la demencia y ralentizan la progresión de enfermedades inflamatorias como el asma y la artritis. **El ayuno intermitente puede formar parte de una estrategia de Empoderamiento de la Salud, pero debe realizarse de forma constante y cuidadosa. Los pacientes con diagnóstico de diabetes que requieran medicación oral o inyecciones de insulina no deben practicar el ayuno intermitente.**

Hay dos estrategias reconocidas y recomendadas que se han determinado eficaces cuando se aplican durante un tiempo prolongado. La primera es el ayuno intermitente diario con un **horario de 16:8**, lo que significa ingerir todas las comidas sólo durante un periodo de 8 horas al día, y sólo beber agua o bebidas sin azúcar durante las 16 horas restantes del día. Por ejemplo, esto podría implicar desayunar a las 9 de la mañana, almorzar a la 1 de la tarde y cenar a las 5 de la tarde, y tomar aperitivos saludables entre comidas según sea necesario, pero no consumir más alimentos después de las 5 de la tarde. El horario concreto de cada comida puede variar en función de su horario, pero el concepto general es elegir una hora relativamente temprana del día después de la cual no comerá. "No comer después de las 7 p.m." es una variación de esta estrategia de ayuno intermitente.

El otro modelo eficaz de ayuno intermitente es el **horario 5:2**, que consiste en elegir dos días a la semana en los que sólo se come una vez (por ejemplo, sólo cenar temprano todos los lunes y jueves) y seguir el horario normal de comidas de la iniciativa de Empoderamiento de la Salud los otros 5 días. Esta técnica debe aplicarse gradualmente, comenzando con un horario de 6:1 durante un mes (por ejemplo, sólo cenar temprano todos los lunes) y pasando después al horario de 5:2. Durante los días de ayuno,

debe mantenerse bien hidratado bebiendo al menos de ocho a diez vasos (½ galón, 2 litros) de agua o bebidas sin azúcar durante todo el día.

El ayuno intermitente y las estrategias de restricción calórica no son para todo el mundo, implican un período de transición difícil mientras el cuerpo y la mente se adaptan a una nueva forma de comer, y deben realizarse de forma constante para tener efectos positivos en la salud. Sin embargo, cuando se combina con una dieta cardiosaludable y ejercicio cardíaco regular, el ayuno intermitente puede ser un aspecto esencial de una estrategia de Empoderamiento de la Salud que ayude a las comunidades desatendidas a vivir más y mejor.

UNA ESTRATEGIA DE AYUNO INTERMI-TENTE SÓLO DEBE IMPLEMENTARSE COMO CONDUCTA PROMOTORA DE LA SALUD, NUNCA POR PREOCUPACIONES ECONÓMI-CAS RELACIONADAS CON LA INSEGURI-DAD ALIMENTARIA.

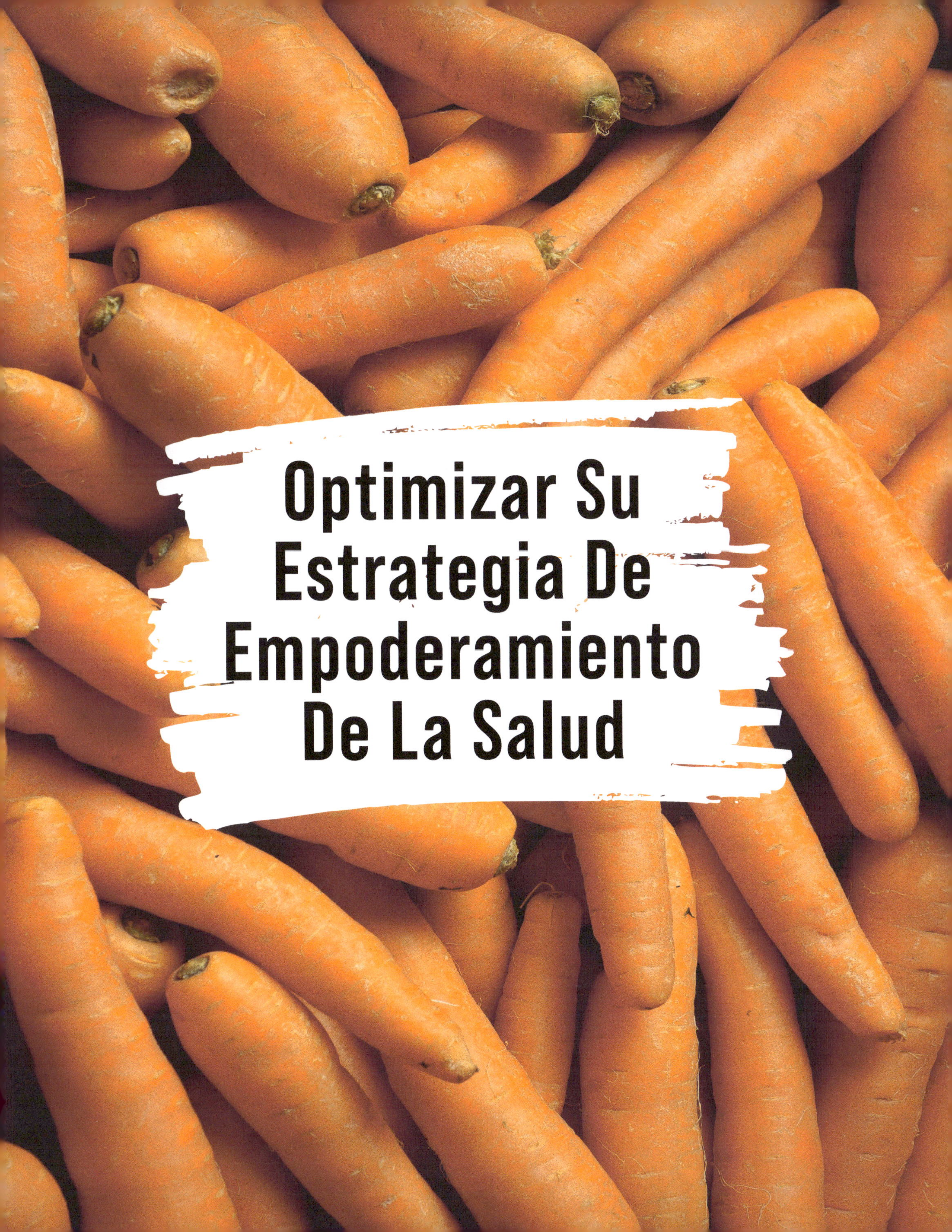

Optimizar Su Estrategia De Empoderamiento De La Salud

OPTIMIZAR SU ESTRATEGIA DE EMPODERAMIENTO DE LA SALUD

Dadas las inequidades e injusticias inherentes a nuestro sistema asistencial de salud, el objetivo final del Empoderamiento de la Salud para las comunidades desatendidas es promover de forma independiente el bienestar y prevenir las enfermedades cardiovasculares mediante la aplicación de comportamientos y estrategias de promoción de la salud autodirigidos.

Para comprobar que su estrategia funciona, deberá contar con la colaboración de los profesionales de la salud. Es muy importante que controle los factores de riesgo potenciales que contribuyen a las enfermedades cardiovasculares: la presión arterial, la glucosa en sangre, el colesterol en sangre, el peso corporal y el consumo de nicotina. Con el apoyo de su profesional de la salud, puede optimizar su estrategia de Empoderamiento de la Salud controlando sus factores de riesgo de enfermedades cardiovasculares.

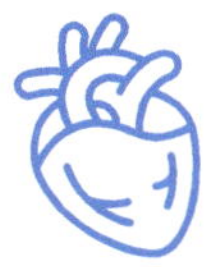

PRESIÓN ARTERIAL (FACTOR DE RIESGO – HIPERTENSIÓN)

Para controlar su propia presión arterial, solicite a su proveedor de atención primaria (PAP) que le presente en su farmacia una receta para un monitor de presión arterial automático braquial (bíceps, parte superior del brazo, por encima del codo) que pagará su seguro médico. Lamentablemente, algunos planes médicos no cubren los monitores de presión arterial automáticos y cada vez son más las personas de comunidades desatendidas que tienen un seguro médico inadecuado o carecen de él. Si no puede obtener un monitor de presión arterial automático de su seguro médico, considere la posibilidad de adquirirlo por su cuenta si dispone de los recursos necesarios. Es una inversión importante en su salud cuando es factible.

Si no puede

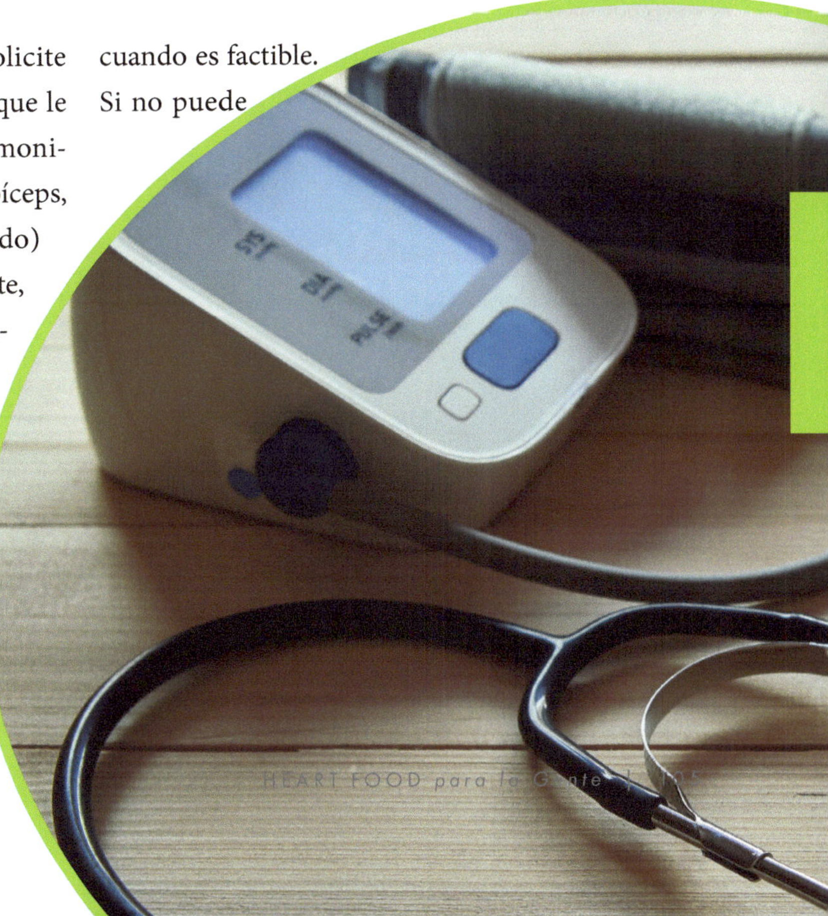

obtener un monitor de presión arterial automático, muchas farmacias de barrio disponen de este recurso para uso público. Una vez que tenga acceso a un monitor de presión arterial automático, hágase una medición inicial de la presión arterial y anótela en un registro que utilizará para controlar todos sus factores de riesgo de enfermedades cardiovasculares.

Para asegurarse de que se mide la presión arterial correctamente, siéntese siempre tranquilamente en una silla durante cinco minutos antes de tomarse la presión, siéntese recto con la espalda apoyada en la silla, mantenga ambos pies en el suelo, apoye el brazo en una superficie plana (mesa, reposabrazos de la silla) y siga atentamente las instrucciones del fabricante de su monitor de presión arterial automático específico. Si desea más instrucciones para medir y controlar con precisión su presión arterial en casa, consulte el siguiente enlace y seleccione la opción "en español":

https://www.heart.org/en/health-topics/high-blood-pressure/understanding-blood-pressure-readings/monitoring-your-blood-pressure-at-home

Si su presión arterial sistólica (cifra superior) es inferior a 120mmHg y la presión arterial diastólica (cifra inferior) es inferior a 80mmHg, tiene una presión arterial normal. Continúe con su estrategia de Empoderamiento de la Salud y controle su presión arterial cada seis meses.

Si su presión arterial sistólica está entre 120 y 129mmHg y la presión arterial diastólica es inferior a 80mmHg, tiene una presión arterial elevada. Intensifique su estrategia de Empoderamiento de la Salud centrándose específicamente en la reducción de la ingesta de sal, la reducción de la ingesta de grasas saturadas, el aumento de la ingesta de fibra y el aumento de la frecuencia y duración del ejercicio cardíaco regular. Además, controle su presión arterial cada tres meses.

Si su presión arterial sistólica es igual o superior a 130mmHg o su presión arterial diastólica es igual o superior a 80mmHg, padece hipertensión. Intensifique su estrategia de Empoderamiento de la Salud centrándose específicamente en la reducción de la ingesta de sal, la reducción de la ingesta de grasas saturadas, el aumento de la ingesta de fibra y el aumento de la frecuencia y duración del ejercicio cardíaco regular. Hable también con su proveedor de atención primaria sobre estrategias adicionales para reducir la presión arterial. Además, controle su presión arterial cada mes.

Asegúrese de llevar un registro escrito o digital de su presión arterial y mida este factor de riesgo según el programa anterior después de obtener un valor inicial.

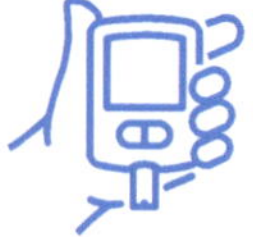

GLUCOSA EN SANGRE (FACTOR DE RIESGO – DIABETES)

Para controlar su glucosa en sangre, solicite a su médico un análisis inicial de **HEMOGLOBINA**

A1C (HA1C) PRUEBA DE SANGRE. Acceda a un registro digital de los resultados de la prueba o pida a su médico que le entregue una copia impresa de la prueba si no es posible el acceso en línea. Anote la prueba inicial de HA1C en el mismo registro en el que controla su presión arterial.

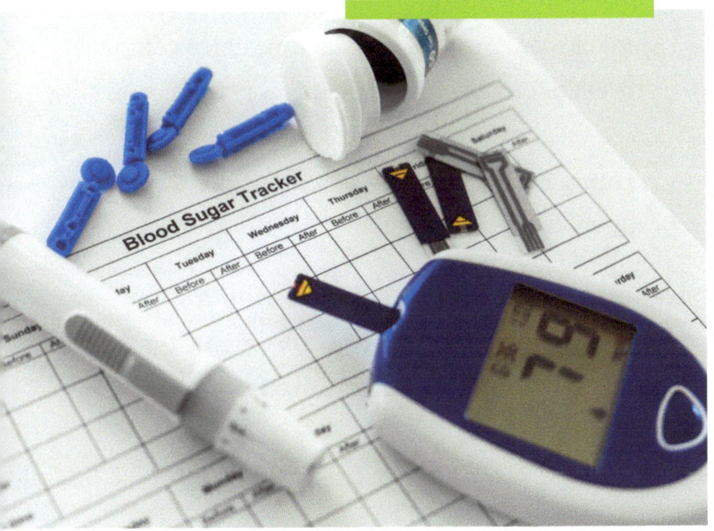

Si su HA1C es inferior al 5,7%, su nivel de glucosa en sangre es normal. Continúe con su estrategia actual de Empoderamiento de la Salud y controle su HA1C anualmente.

Si su HA1C está entre el 5,7 y el 6,4%, tiene prediabetes. Intensifique su estrategia de Empoderamiento de la Salud centrándose específicamente en la reducción de la ingesta de azúcar procesado, la reducción de la ingesta de

carbohidratos simples y refinados, el aumento de la ingesta de fibra y el aumento de la frecuencia y duración del ejercicio cardíaco regular. Hable también con su proveedor de atención primaria sobre estrategias adicionales para reducir el nivel de glucosa en sangre. Además, hágase un análisis de sangre de HA1C cada seis meses.

Si su HA1C es superior al 6,4%, padece diabetes. Intensifique su estrategia de Empoderamiento de la Salud centrándose específicamente en la reducción de la ingesta de azúcar procesado, la reducción de la ingesta de carbohidratos simples y refinados, el aumento de la ingesta de fibra y el aumento de la frecuencia y duración del ejercicio cardíaco regular. Asimismo, hable con su proveedor de atención primaria sobre estrategias adicionales para reducir el nivel de glucosa en sangre y solicite una consulta con un especialista en diabetes, es decir, un endocrinólogo. Además, hágase un análisis de sangre de HA1C cada tres meses.

Asegúrese de llevar un registro escrito o digital de su glucosa en sangre y controle este factor de riesgo según el programa anterior después de obtener un valor inicial.

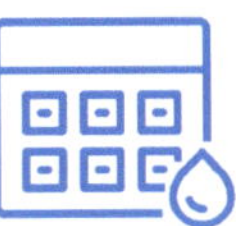

COLESTEROL EN SANGRE (FACTOR DE RIESGO – DISLIPIDEMIA)

Para controlar su colesterol en sangre, solicite a su proveedor de atención primaria un análisis inicial de **LÍPIDOS EN AYUNAS PRUEBAS DE SANGRE**

que incluya tanto las lipoproteínas de baja densidad LDL (colesterol malo) como las lipoproteínas de alta densidad HDL (colesterol bueno). Acceda a un registro digital de los resultados de la prueba o pida a su PAP que le entregue una copia impresa de la prueba si no es posible el acceso en línea. Anote sus valores iniciales de colesterol LDL (malo) y HDL (bueno) en el mismo registro en el que controla su presión arterial y su glucosa en sangre.

Si su colesterol LDL es inferior a 70 mg/dl y su colesterol HDL es superior a 50 mg/dl, sus niveles de colesterol en sangre son normales. Continúe con su estrategia actual de Empoderamiento de la Salud y controle anualmente su colesterol en sangre.

Si su colesterol LDL es igual o superior a 70 mg/dl o su colesterol HDL es igual o inferior a 50 mg/dl, padece dislipidemia (colesterol en sangre anormal). Intensifique su estrategia de Empoderamiento de la Salud centrándose específicamente en la reducción de la ingesta de grasas saturadas, el aumento de la ingesta de fibra y el aumento de la frecuencia y duración del ejercicio cardíaco regular. Hable también con su proveedor de atención primaria sobre estrategias adicionales para mejorar su colesterol en sangre. Además, hágase un análisis de lípidos en ayunas cada seis meses.

Asegúrese de llevar un registro escrito o digital de su colesterol en sangre y controle este factor de riesgo según el programa anterior tras obtener un valor inicial.

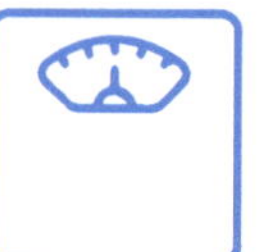

PESO CORPORAL (FACTOR DE RIESGO – OBESIDAD)

Para controlar su peso corporal, utilice su smartphone o computador personal para buscar y acceder a una calculadora del Índice de Masa Corporal (IMC) en Internet (Body Mass Index BMI en inglés). Introduzca su altura y su peso más reciente siguiendo las instrucciones y la calculadora le proporcionará una medición del IMC. Anote su IMC inicial en el mismo registro en el que controla su presión arterial, glucosa en sangre y colesterol en sangre.

Si su IMC está entre 18,5 y 24,9 kg/m2, tiene un peso corporal normal. Continúe con su estrategia actual de Empoderamiento de la Salud y controle su IMC cada seis meses.

Si su IMC está entre 25,0 y 29,9 kg/m2, tiene sobrepeso. Intensifique su estrategia de Empoderamiento de la Salud centrándose específicamente en la reducción de la ingesta de azúcar procesado, la reducción de la ingesta de carbohidratos simples y refinados, la reducción de la ingesta de grasas saturadas, el aumento de la ingesta de fibra y el aumento de la frecuencia y duración del ejercicio cardíaco regular. Además, calcule su IMC cada seis meses

Si su IMC es igual o superior a 30 kg/m2, padece obesidad. Intensifique su estrategia de Empoderamiento de la Salud centrándose específicamente en la reducción de la ingesta de azúcar procesado, la reducción de la ingesta de carbohidratos simples y refinados, la reducción de la ingesta de grasas saturadas, el aumento de la ingesta de fibra y el aumento de la frecuencia y duración del ejercicio cardíaco regular. Hable también con su proveedor de atención primaria sobre estrategias adicionales para reducir su IMC. Además, calcule su IMC cada tres meses

Asegúrese de llevar un registro escrito o digital de su IMC y controle este factor de riesgo según el programa anterior después de obtener un valor inicial.

Un IMC inferior a 18,5 kg/m2 se considera bajo peso y requiere atención médica por parte de su médico de atención primaria.

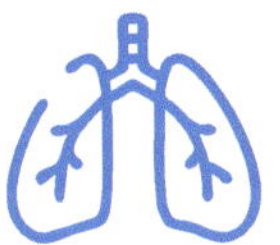

CONSUMO DE NICOTINA (FACTOR DE RIESGO – DEPENDENCIA DE LA NICOTINA)

El objetivo para el uso de productos de nicotina (cigarrillos, vaping, masticar) es siempre **CERO.** Debido a la excesiva focalización, comercialización y promoción en comunidades desatendidas, combinado con las sustancias químicas adictivas en los productos de nicotina, esto puede ser un factor de riesgo extremadamente difícil de manejar. Sin embargo, como implica el uso de un producto externo, también es el factor de riesgo más modificable y prevenible, y dado el aumento significativo de la incidencia y prevalencia de las enfermedades cardiovasculares asociadas a la dependencia de la nicotina, debe hacer todo lo posible por dejar de fumar.

Si actualmente utiliza algún producto de nicotina, ponga en marcha inmediatamente una estrategia autodirigida para dejar de fumar que incluya la elección de una fecha de importancia personal para dejar de fumar en un futuro próximo (3-4 meses), la reducción gradual del consumo de tabaco hasta llegar a la fecha de abandono, y la adquisición y el uso de productos de sustitución de nicotina según las instrucciones del Departamento de Salud local (parches de nicotina, chicles, pastillas). Hable también con su proveedor de atención primaria sobre estrategias adicionales para dejar de fumar. (Consulte la sección anterior Dependencia de la Nicotina)

Controlar de forma independiente los factores de riesgo que conducen a las enfermedades cardiovasculares y conocer sus objetivos le permitirá optimizar su estrategia de Empoderamiento de la Salud, promover el bienestar, prevenir las enfermedades cardiovasculares y vivir más y mejor.

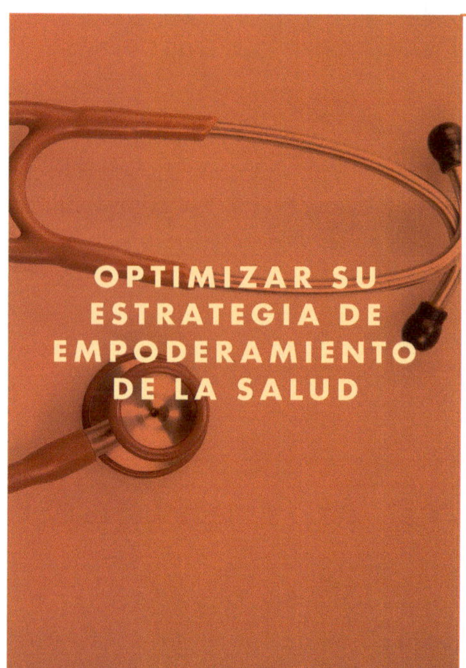

OBJETIVO DE PRESIÓN ARTERIAL – sistólica (cifra superior) inferior a 120mmHg / diastólica (cifra inferior) inferior a 80mmHg

OBJETIVO DE GLUCOSA EN SANGRE – hemoglobina A1C (HA1C) inferior a 5,7%

OBJETIVO DE COLESTEROL EN SANGRE – colesterol LDL (malo) inferior a 70 mg/dl / colesterol HDL (bueno) superior a 50 mg/dl

OBJETIVO DE PESO CORPORAL – Índice de masa corporal (IMC) entre 18,5 y 24,9 kg/m2

OBJETIVO DE CONSUMO DE NICOTINA – CERO

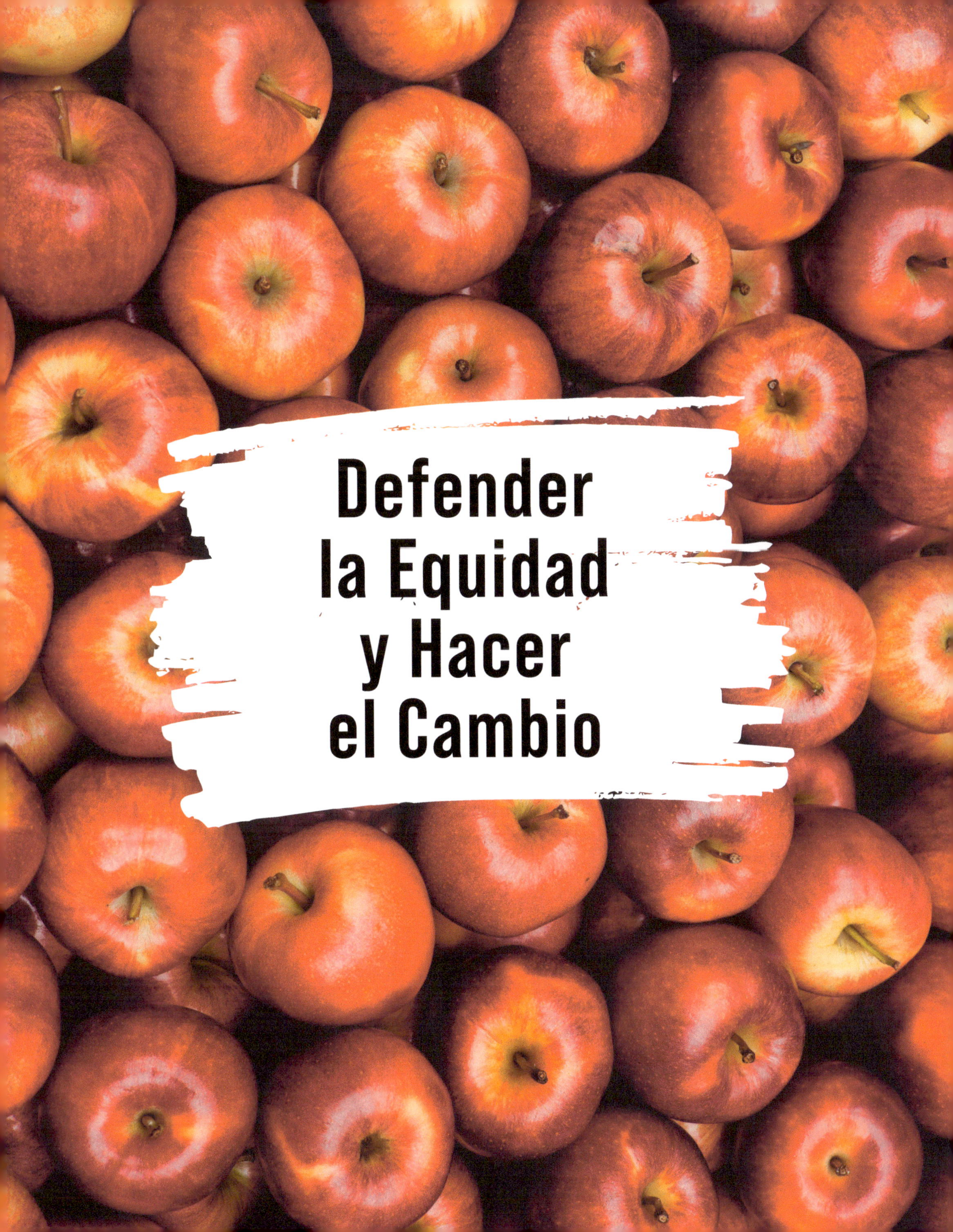
Defender
la Equidad
y Hacer
el Cambio

DEFENDER LA EQUIDAD Y HACER EL CAMBIO

La creciente crisis del sistema médico, las injusticias históricas y actuales en los ámbitos económico, político, social y medioambiental, y las prácticas comerciales explotadoras impuestas por empresas especuladoras perpetúan las importantes disparidades e inequidades en la atención médica que afectan gravemente a las comunidades desatendidas. El resultado es un aumento persistente de la morbilidad y la mortalidad, una reducción de la longevidad y una disminución de la calidad de la salud física y mental.

El Empoderamiento de la Salud es una realidad absolutamente imperativa para garantizar que las comunidades desatendidas superen estos retos letales, promuevan el bienestar, prevengan las enfermedades cardiovasculares y vivan más y mejor. Hasta que la atención médica sea un derecho humano básico garantizado universalmente y todo el mundo disponga de los recursos que necesita para maximizar su potencial físico y mental, debemos hacer todo lo necesario para empoderarnos.

HEART FOOD *para la Gente* es un plan de acción para este proceso y proporciona una estrategia detallada para su recorrido hacia una salud óptima, pero es sólo el principio. Durante su recorrido único hacia el Empoderamiento de la Salud, se encontrará con injusticias sistémicas que limitan su capacidad para proteger su vida y las vidas de las personas que ama y se importan. Las injusticias sistémicas que afectan negativamente a las comunidades desatendidas son profundas e incluyen el racismo estructural, la pobreza generacional, la segregación residencial, el robo de tierras, las políticas de inmigración regresivas, la privación de derechos y la supresión de salarios. Colectivamente, estas injusticias afianzan las disparidades e inequidades de salud en las comunidades desatendidas y hacen que llevar una vida sana sea extremadamente difícil.

Transforme siempre estos retos personales en un movimiento para defender la equidad. Cuando la escasez de alimentos, la inseguridad alimentaria, la comercialización excesiva de alimentos ultra procesados poco saludables y de productos con nicotina, la limitación de espacios abiertos para hacer ejercicio, los costes de los seguros médicos y el acceso inadecuado a una atención médica oportuna y de calidad le impidan vivir su vida más sana, actúe de inmediato para hacer un cambio significativo. La inequidad en salud sólo puede superarse a través de cambios radicales y revolucionarios en nuestro sociedad y sistema médico, incluyendo un salario digno federal, reparaciones, devolución de tierras, políticas plurinacionales, leyes de inmigración humanas y justas, la asistencia médica universal de un solo pago, la expansión de los centros de salud comunitarios en todas las poblaciones, y un enfoque de salud preventiva subsidiado públicamente para todas las comunidades. Póngase en contacto con los activistas de la salud, los profesionales médicos progresistas y las organizaciones de base de su comunidad que luchan por la justicia social y la equidad de la salud, y únase a ellos en la lucha.

En todas las comunidades desatendidas hay organizadores dedicados y comprometidos que participan en el movimiento crucial y esencial para hacer un cambio fundamental. Investíguelos y localícelos en Internet, a través de las redes sociales, y participe. El objetivo final de su recorrido individual de Empoderamiento de la Salud es crear una realidad en la que la equidad de la salud sea la verdad para todos.

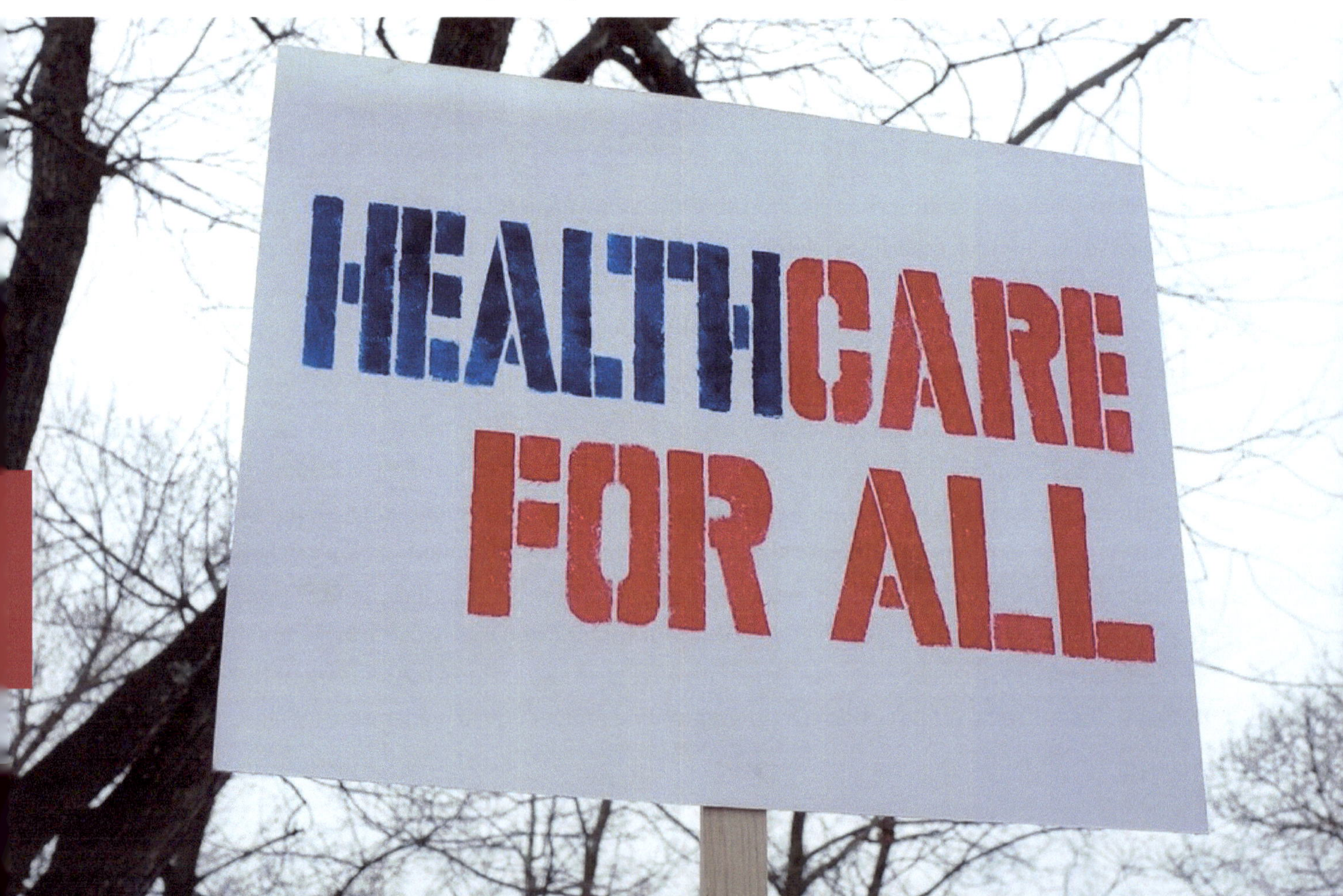

Póngase en contacto con las siguientes organizaciones comunitarias de base para saber cómo puede participar directamente en la lucha de su comunidad por la justicia social y la equidad en la salud.

Seleccione la opción "en español":

https://www.medicare4all.org

https://www.populardemocracy.org/campaign/organizing-healthcare-justice

https://www.peoplesaction.org/campaigns/health-care-for-all

https://www.reachcoalition.org

https://www.healthcare-now.org

FUENTES BASADAS EN LA EVIDENCIA

La información y las estrategias de HEART FOOD *para la Gente* incluyen investigaciones basadas en la evidencia de las siguientes fuentes.

Los nombres de las fuentes se proporcionan en inglés para facilitar su investigación independiente:

American Heart Association

American College of Cardiology

The New England Journal of Medicine

Centers for Disease Control

National Heart, Lung, and *Blood Institute*

Harvard T.H. Chan School of Public Health – Healthy Living Guide 2023 / 2024

United States Preventive Service Task Force

American Journal of Public Health

International Journal of Food Properties

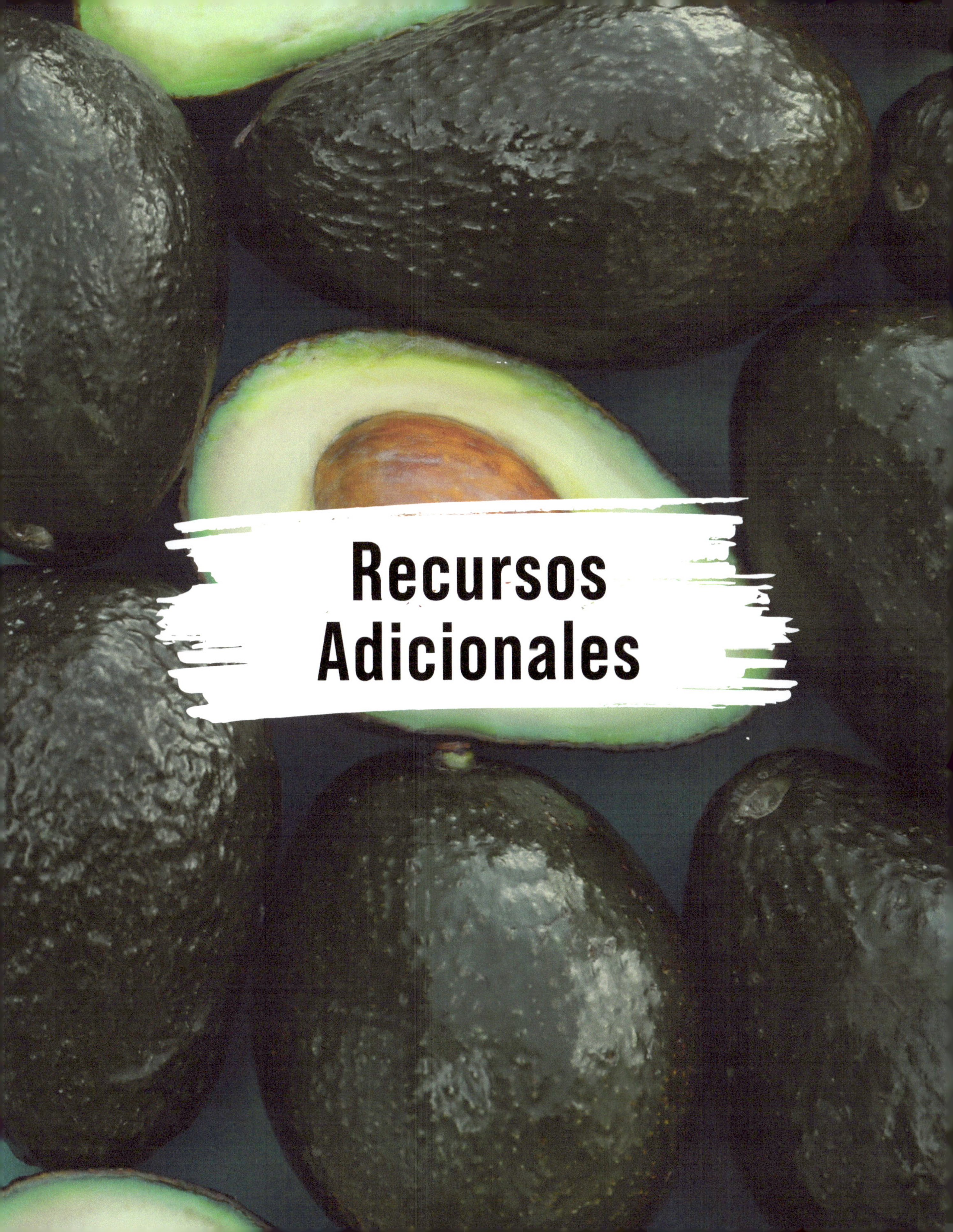
Recursos
Adicionales

RECURSOS ADICIONALES

Implemente su recorrido único de Empoderamiento de la Salud después de seguir las estrategias de HEART FOOD *para la Gente* es un proceso desafiante que requerirá creatividad e innovación.

A continuación, encontrará recursos comunitarios y enlaces para obtener más información que pueden resultarle útiles en su camino hacia una salud óptima:

ASISTENCIA ALIMENTARIA

La inseguridad alimentaria y la escasez de alimentos dificultan la aplicación de una estrategia de promoción de la salud en las comunidades desatendidas, ya que limitan el acceso a alimentos nutritivos y cardiosaludables. Si necesita ayuda para conseguir alimentos cardiosaludables en su comunidad, póngase en contacto con las siguientes organizaciones y compártalas con sus familiares y amigos.

Seleccione la opción "en español":

> **https://www.invisiblehandsdeliver.org**
> **https://www.fullcart.org**
> **https://www.nutrition.gov/topics/food-security-and-access/**
> **food-assistance-programs**
> **https://www.frac.org/programs**

LA OPCIÓN VEGANA

Los estudios de investigación clínica siguen demostrando los beneficios cardiovasculares de una dieta estrictamente vegetal que elimine todos los alimentos procedentes de animales. Además, los estudios de ciencia básica siguen revelando los beneficios medioambientales de reducir nuestro cultivo y consumo de alimentos de origen animal. Estos beneficios son especialmente importantes para las comunidades desatendidas que se ven desproporcionadamente afectadas por el cambio climático y el calentamiento global debido a las injusticias medioambientales. Explore los siguientes enlaces si está interesado en investigar e iniciar un plan de nutrición vegana como parte de su estrategia de Empoderamiento de la Salud y compártalos con su familia y amigos.

Seleccione la opción "en español":

https://www.vegansociety.com/go-vegan
https://www.ilovevegan.com/resources/transitioning-to-a-vegan-lifestyle

MERCADOS DE AGRICULTORES Y HUERTOS COMUNITARIOS

Los mercados de agricultores y los huertos comunitarios a menudo pueden proporcionar alimentos nutritivos y cardiosaludables, gratuitos o de bajo coste, que no están disponibles en los supermercados y tiendas de comestibles locales. Además, los organizadores de estos inestimables recursos suelen ser activistas de la salud de base comunitaria comprometidos con su Empoderamiento de la Salud y que trabajan para garantizar la equidad de la salud para todos. Explore los siguientes enlaces si está interesado en incorporar los alimentos de los mercados de agricultores y los huertos comunitarios a su plan de nutrición de Empoderamiento de la Salud y compártalos con su familia y amigos.

Seleccione la opción "en español":

https://www.localharvest.org

https://www.communitygarden.org

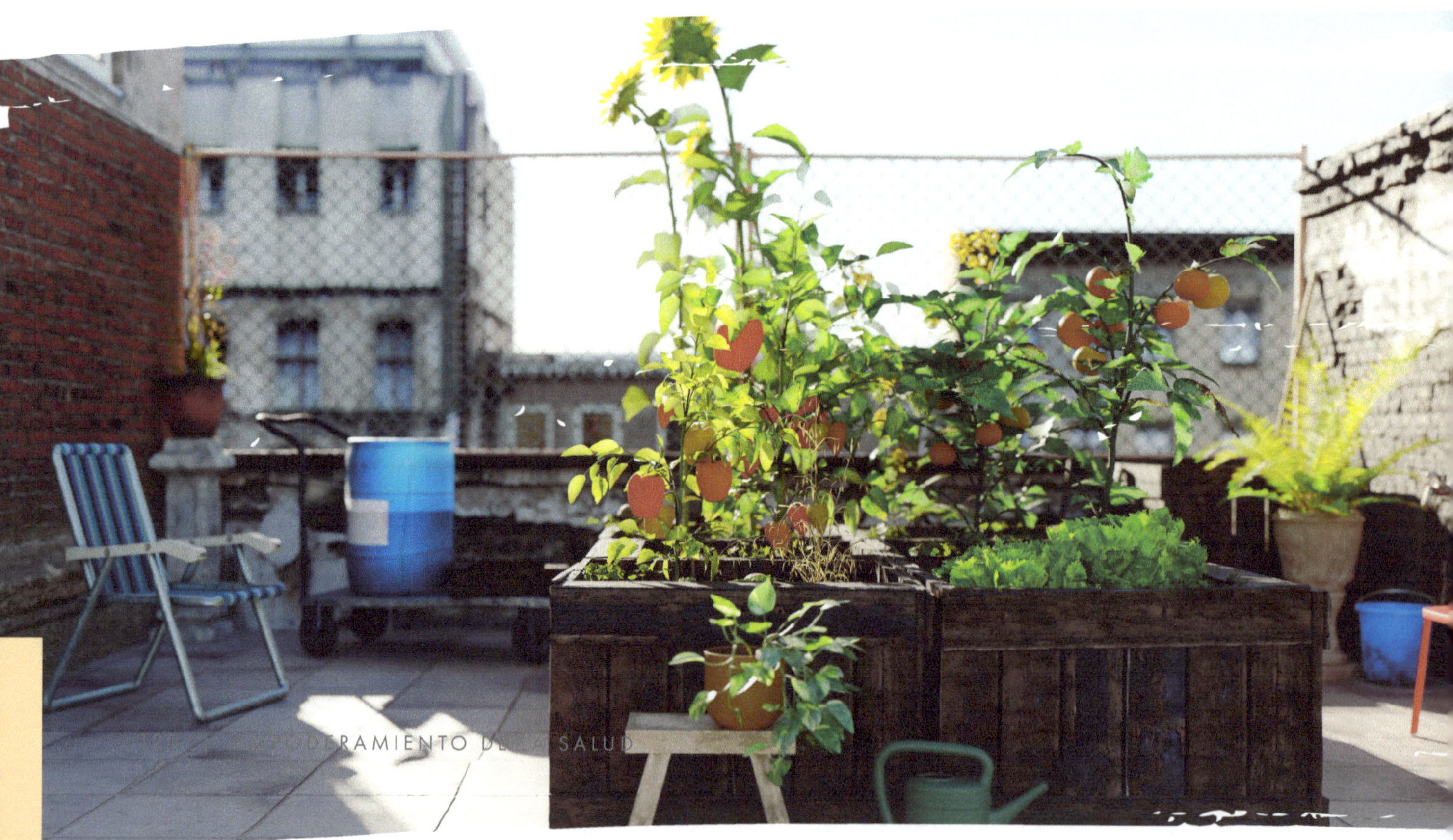

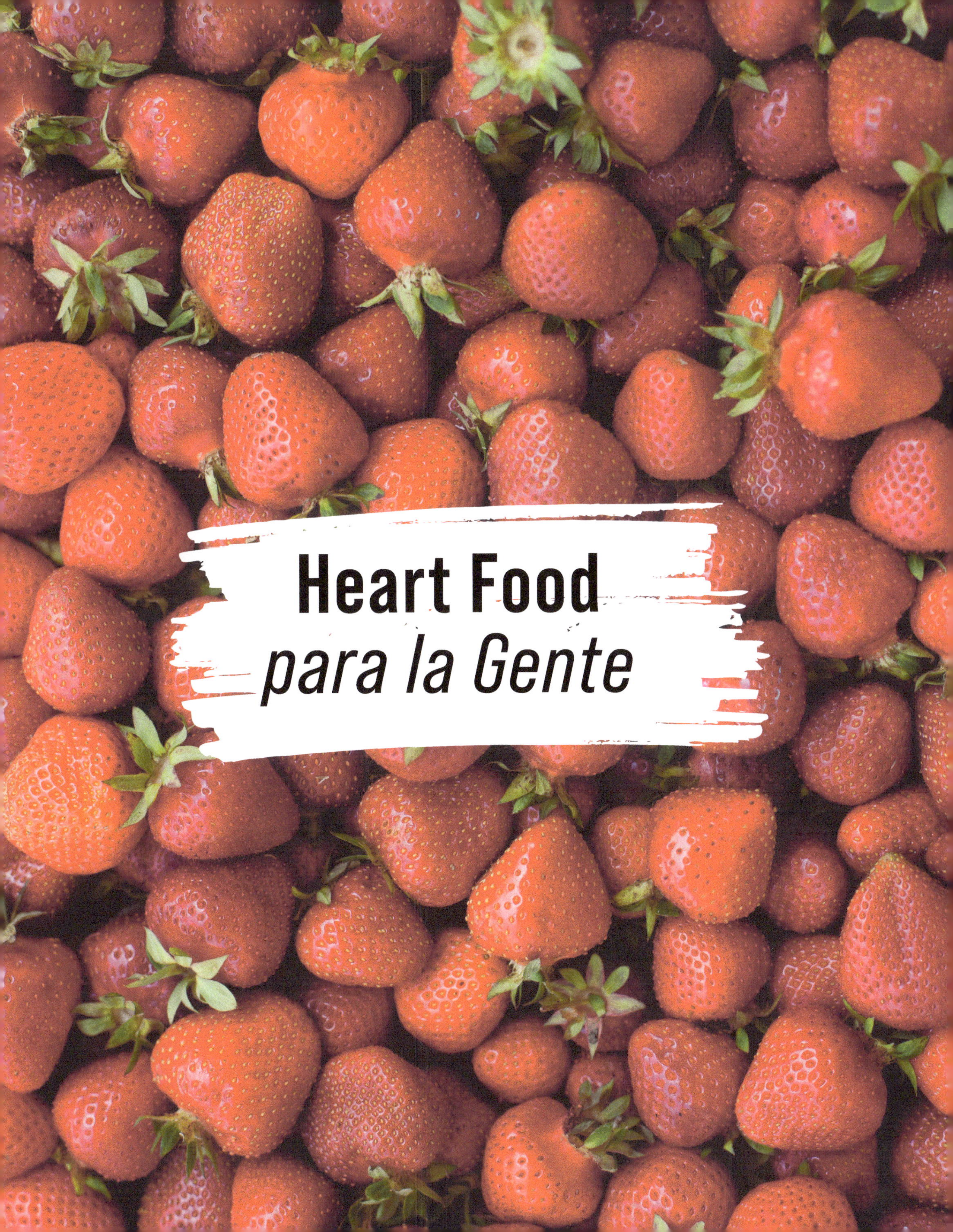

Heart Food
para la Gente